Maria Geißler
Silke Winkler

Dysphagie

Ein einführendes Lehrbuch

BWT
Basiswissen Therapie

begründet von Jürgen Tesak †

Herausgeberin: Claudia Iven

bereits in dieser Reihe erschienen:

- Hans Grassegger: **Phonetik/Phonologie**
- Egon Kayser: **Psychologie**
- Thomas Mathe: **Medizinische Soziologie und Sozialmedizin**
- Anja Schubert: **Dysarthrie**
- Gerald Schiller: **Psychiatrie**
- Peter Dicks: **Laryngektomie**
- Carola Habermann/Stefanie Moser: **Pädagogik**
- Michael Klose/Christiane Kritzer/Silvia Pretzsch: **Ausspracheströrungen bei Kindern**

Maria Geißler
Silke Winkler

Dysphagie

Ein einführendes Lehrbuch

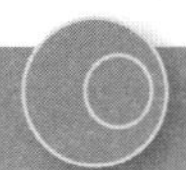

Das Gesundheitsforum

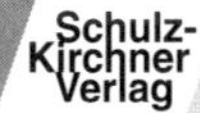

Bibliografische Information der Deutschen Nationalbibliothek

Die Deutsche Nationalbibliothek verzeichnet diese Publikation in der Deutschen Nationalbibliografie; detaillierte bibliografische Daten sind im Internet über http://dnb.d-nb.de abrufbar.

Besuchen Sie uns im Internet: www.schulz-kirchner.de

1. Auflage 2010
ISBN 978-3-8248-0652-2

Mollweg 2, D-65510 Idstein
Vertretungsberechtigter Geschäftsführer: Dr. Ullrich Schulz-Kirchner
Lektorat: Petra Schmidtmann
Layout: Petra Jeck

Druck und Bindung: Rosch-Buch Druckerei GmbH, Bamberger Str. 15, D-96110 Scheßlitz
Printed in Germany

Auch als E-Book (PDF) erhältlich unter der ISBN 978-3-8248-0796-3

INHALT

Vorwort der Herausgeberin 9

EINLEITUNG. 11

Danksagungen. 13

1 PHYSIOLOGIE DES SCHLUCKVORGANGES 14
1.1 Anatomie des Schluckens 14
1.2 Physiologischer Schluckablauf 24
1.2.1 Orale Phase 24
1.2.2 Pharyngeale Phase. 26
1.2.3 Ösophageale Phase 27
1.3 Schlucken vom Säugling bis zum Greis. 28
1.3.1 Die physiologische Entwicklung des Schluckens bei Kindern 28
1.3.2 Schlucken im hohen Alter 34
1.4 Aufgaben zur Selbstkontrolle 36
1.5 Literaturempfehlungen 37

2 VON DER SUBJEKTIVEN BESCHWERDE ZUR LOGOPÄDISCHEN DIAGNOSE. 38
2.1 Vorgehen bei der Befunderhebung 38
2.2 Subjektive Beschwerde und Anamnese 39
2.3 Klinische Befunderhebung 42
2.3.1 Screening auf die Möglichkeit einer auftretenden Aspiration 43
2.3.2 Ausführliche klinische Untersuchung 45
2.4 Apparative Diagnostik. 49
2.4.1 Videoendoskopie (FEES; **F**iberoptic **E**ndoscopic **E**valuation of **S**wallowing) 49
2.4.2 Videofluoroskopie (VFSS; **V**ideo**f**luoroscopic **S**wallowing **S**tudy). 52
2.4.3 Nutzen und Praktikabilität der beiden Verfahren 55
2.4.4 Weitere apparative Untersuchungsverfahren 55
2.5 Logopädische Diagnose 60
2.6 Fallbeispiel. 64
2.6.1 Subjektive Beschwerde und anamnestische Daten 64
2.6.2 Klinische Befunderhebung 65
2.6.3 Apparative Diagnostik bzw. Testverfahren 65
2.6.4 Logopädische Diagnose 66
2.7 Aufgaben zur Selbstkontrolle 68
2.8 Literaturempfehlungen 69

3 VOM BEFUND ZUM THERAPIEPLAN 71
3.1 Dysphagiemanagement versus Dysphagietherapie 71
3.2 Therapieansätze und -methoden für Dysphagie 73
3.2.1 Klassifikation verschiedener Therapieansätze und -methoden 74
3.2.2 Funktionelle Dysphagietherapie (FDT) 75
3.2.3 Fazio-orale-Trakt-Therapie (F.O.T.T.®) 81
3.2.4 Weitere Therapieverfahren und -konzepte 87
3.3 Rahmenbedingungen für die Therapieplanung 89
3.4 Aufgaben zur Selbstkontrolle 91
3.5 Literaturempfehlungen 92

4 WIRKUNG VON DYSPHAGIETHERAPIE 93
4.1 Effektivitätsforschung versus Outcomemessung 93
4.2 Effektivitätsforschung in der Dysphagietherapie 94
4.2.1 Evidenzstufen des Cochrane Instituts 94
4.2.2 Schwierigkeiten beim Übertrag der Evidenzstufen in die Effektivitätsforschung im Bereich der Dysphagie 97
4.2.3 Welche Beweise gibt es für die Wirksamkeit von Dysphagietherapie? 98
4.3 Wirkungsnachweise in der alltäglichen Praxis 101
4.4 Literaturempfehlungen .103

5 DYSPHAGIETHERAPIE BEI KINDERN MIT ESS-, MUND- UND TRINKSTÖRUNGEN (ZEREBRALPARESEN UND KRANIOFAZIALE SYNDROME) 104
5.1 Ätiopathogenese kindlicher Ess-, Mund- und Trinkstörungen 104
5.1.1 Begriffsklärung 104
5.1.2 Ursachen kindlicher Dysphagien 105
5.1.3 Symptome 107
5.2 Besonderheiten bei der Befunderhebung 107
5.2.1 Apparative Diagnostik .108
5.2.2 Klinische Befunderhebung 109
5.2.3 Diagnostikbögen 110
5.3 Ausgewählte therapeutische Konzepte 111
5.4 Fallbeispiel 117
5.4.1 Subjektive Beschwerde 117
5.4.2 Anamnestische Angaben 117
5.4.3 Diagnose 118
5.4.4 Schwerpunkt der Therapie 120
5.5 Aufgaben zur Selbstkontrolle 122
5.6 Literaturempfehlungen 122

6 ESS- UND SCHLUCKSTÖRUNGEN BEI DEMENZIELLEN ERKRANKUNGEN 124
6.1 Informationen zu Demenz 124
6.2 Schluckstörungen bei Demenz 125

6.3 Diagnostik von demenziellen Schluckstörungen 126
6.3.1 Besonderheiten bei der Befunderhebung im Vergleich zu anderen Schluckstörungen 126
6.3.2 Untersuchung des Ernährungszustands 127
6.4 Therapiemöglichkeiten bei demenziellen Schluckstörungen 129
6.4.1 Multidisziplinäres Dysphagiemanagement bei demenziell bedingten Schluck- und Essstörungen. 129
6.4.2 Logopädische Aufgaben in der Therapie 132
6.5 Fallbeispiel. 134
6.5.1 Subjektive Beschwerde 134
6.5.2 Anamnestische Angaben. 134
6.5.3 Ergebnisse aus freier und strukturierter Beobachtung. . . .134
6.5.4 Testverfahren 135
6.5.5 Logopädische Diagnose 135
6.5.6 Behandlungsschwerpunkte 136
6.5.7 Ergebnis der Behandlung nach zehn Therapieeinheiten. . .136
6.6 Aufgaben zur Selbstkontrolle 136
6.7 Literaturempfehlungen 137

LITERATUR 138

STICHWORTREGISTER 151

MINDMAP 157

Vorwort der Herausgeberin

Dysphagien sind ein Störungsbild, das im Fächerspektrum der Logopädie und Sprachtherapie zwar noch relativ jung, aber mittlerweile fest verankert ist: Die Fähigkeit zur Diagnose, Therapie und Beratung bei Schluckstörungen in allen Altersgruppen gehört selbstverständlich zum logopädischen Kompetenz-Gebiet und zum Ausbildungskanon. Da es sich bei Schluckstörungen um potenziell lebensbedrohliche Erkrankungen handelt, kommt dem gesicherten Wissen um Handlungsmöglichkeiten und -grenzen hier ein besonders hoher Stellenwert zu.
Für die BWT-Reihe haben sich zwei Autorinnen des Themas „Dysphagie – Ein einführendes Lehrbuch" angenommen, die nicht nur in der Diagnostik und Therapie, sondern auch als Dozentinnen über langjährige Erfahrungen verfügen. Sie verstehen es daher außerordentlich gut, den aktuellen wissenschaftlichen Kenntnisstand zu diesem komplexen Thema aufzubereiten und dem Leser und Lerner konkrete Einblicke in das Praxishandeln in den unterschiedlichsten Handlungsfeldern zu geben. Mit vielen Beispielen zeigen sie die Erfordernisse einer verantwortungsvollen Therapieplanung und Durchführung:

- Das Einstiegskapitel zur Physiologie des Schluckvorganges legt den Grundstein für das Verständnis von normalen und gestörten Schluckabläufen und es erläutert die Veränderungen der Schluck-Physiologie im Laufe des Lebens: Die Besonderheiten der Schluckentwicklung bei Kindern und des Schluckvorganges im hohen Lebensalter werden ausführlich dargestellt.
- Zur Befunderhebung werden sowohl ‚klassische' klinische Untersuchungsverfahren vorgestellt als auch Verfahren der apparativen Diagnostik, die sowohl von der Logopädin/Sprachtherapeutin als auch von den betreuenden Medizinern durchgeführt werden. Insbesondere die Verfahren der Videoendoskopie und Videofluoroskopie werden in ihrem Wert für die Befunderhebung, Therapieplanung und Therapie-Evaluation ausführlich erörtert.
- Mit einer Klassifikation der unterschiedlichen Therapieansätze und -methoden erhält der Leser einen Überblick über gebräuchliche Vorgehensweisen, deren Interventionsbereiche, Indikationen und Stellenwert im interdisziplinären Dysphagiemanagement. Ebenso wird auf die besonderen Bedingungen der Akut- und Postakutphase eingegangen, die das therapeutische Vorgehen mitbestimmen.
- Zwei umfassende Kapitel widmen sich der Problematik von Schluckstörungen bei Kindern mit Zerebralparesen oder kraniofazialen Syndromen sowie Schluckstörungen im Zusammenhang mit dementiellen Erkrankungen. Beide Handlungsfelder gewinnen immer mehr an Bedeutung, weil an den Grenzen der menschlichen Lebensspanne der größer werdende medizinische Fortschritt auch dazu führt, dass die Zahl von Patienten mit Dysphagien steigt. Beide Kapitel gehen ausführlich auf die Diagnostik, Therapie, Ernährungsbesonderheiten, Beratungserfordernisse und interdisziplinären Anforderungen ein und erläutern mit Fallbeispielen, wie das Dysphagiemanagement gelingen kann.

- Besonders hervorzuheben ist das Kapitel zur Wirksamkeit von Dysphagietherapie: Hier erhält der Leser sowohl einen Einblick in die Grundlagen der Effektivitäts- und Outcome-Forschung als auch Hinweise darauf, wo sich die Dysphagietherapie-Forschung hier positionieren lässt. Die Autorinnen arbeiten sehr gut heraus, wie sich groß angelegte wissenschaftliche Studien und sinnvolle Therapie-Effektkontrolle in der alltäglichen Praxis ‚vor Ort' positiv ergänzen können. Die Sichtweise, dass Therapeutinnen mit ihrer Art der Therapieplanung und -dokumentation zu ‚practising researchers' werden und zum wissenschaftlichen Fortschritt beitragen können, wird hier anschaulich unterstrichen.

Der vorliegende BWT-Band gibt einen umfassenden Überblick über die Möglichkeiten und Grenzen des logopädischen und sprachtherapeutischen Handelns im interdisziplinären Kontext der Dysphagietherapie. Die Autorinnen tragen sowohl fachwissenschaftliche Grundlagen als auch fundiertes Praxiswissen zusammen und stellen mit vielen weiterführenden Literaturhinweisen und Übungsaufgaben eine Lernumgebung zur Verfügung, die sich für Ausbildungs- und Studienkontexte ebenso eignet wie für Selbstlernaktivitäten. Als Lehrbuch fasst der Band alle relevanten Facetten der Dysphagietherapie zusammen und wird damit der Aufgabe, das „Basiswissen Therapie" zu vermitteln, in außerordentlich geeigneter Weise gerecht.

EINLEITUNG

Obwohl wir alle täglich unentwegt und ohne bewusste Überlegungen dazu schlucken, ist der Schluckablauf recht komplex und bis heute nicht komplett verstanden. An einem Schluck sind circa 50 Muskelpaare beteiligt (Cunningham et al. 1991, Wuttge-Hannig 2002, 81).

Dieses Buch soll in den physiologischen Schluckablauf einführen und einige Störungen des Schluckens (Dysphagie) einführend behandeln. Es soll helfen, sich in das spannende Gebiet der Dysphagie einzuarbeiten, ersetzt aber natürlich weder eine Aus- bzw. Weiterbildung zu diesem Thema noch ein praktisches Training dazu. Vielmehr soll es einen Überblick über den Bereich der Dysphagie geben und als einführendes Lehrbuch dienen.

Aufbau des Buches:
Das Buch ist in drei größere Abschnitte gegliedert. Zu Beginn (Kapitel 1) wird das physiologische Schlucken erläutert. Es werden anatomische Strukturen, die für den Schluckablauf relevant sind, dargestellt. Der eigentliche Schluckakt wird beschrieben und es werden Einflussfaktoren, insbesondere der des Alters, auf den Ablauf des Schluckens benannt.

Der nächste größere Abschnitt widmet sich Schluckstörungen. So werden Symptome und Ursachen einer Dysphagie genannt, die Diagnostik einer Schluckstörung (Kapitel 2) und mögliche Therapieansätze werden beschrieben (Kapitel 3), und Möglichkeiten zur Evaluation der eigenen Therapie werden vorgestellt (Kapitel 4). Die Befunderhebung und Behandlung von Dysphagien wird in den Rahmen der Internationalen Klassifikation der Funktionsfähigkeit, Behinderung und Gesundheit (ICF in DIMDI, 2005) eingebettet. Eine weitere wichtige Grundlage bildet das sogenannte Schema des methodisch-logopädischen Handelns, ein Diagnostik- und Clinical-Reasoning-Schema, welches an der Hochschule Fresenius für die Planung von Therapieeinheiten gelehrt wird.

Den Abschluss des Buches bilden Kapitel, die sich mit Schluck- und Essstörungen in sehr jungem und sehr hohem Alter beschäftigen. So werden in einem Kapitel (Kapitel 5) kindliche Ess-, Mund- und Trinkstörungen genauer beschrieben und das letzte Kapitel (Kapitel 6) beschäftigt sich mit Ess- und Schluckstörungen bei Menschen mit demenziellen Erkrankungen.

Strukturierung des Buches:
Zu Beginn eines jeden Kapitels werden die Lernziele für den Abschnitt formuliert, und zum Abschluss finden sich Übungen zur Überprüfung der Lernziele sowie weiterführende Literaturhinweise. Diese Literatur ist besonders für diejenigen Leser geeignet, die sich vertiefend mit einzelnen Themen beschäftigen wollen.
Neben dem Fließtext gibt es innerhalb der Kapitel „Zusammenfassungen", die in kurzen Stichpunkten, Tabellen oder in bildlicher Darstellung

die wichtigsten Inhalte des Kapitels darstellen. Außerdem beinhalten einzelne Kapitel sogenannte „Exkurse“, in denen „Ausflüge“ in dysphagieverwandte Fachgebiete, die für das einführende Verständnis von Dysphagie nicht unbedingt notwendig sind, wir jedoch für ein Gesamtbild für sinnvoll halten, unternommen werden.

Für die bessere Lesbarkeit des Textes nutzen wir bei der Nennung von Personen nur eine – aufgrund der vermutlich hauptsächlich weiblichen Leserschaft die weibliche Form. Natürlich sind hiermit auch alle Lesenden des anderen Geschlechts impliziert.

Zur leichteren Orientierung in diesem Lehrbuch nutzen wir folgende Symbole:

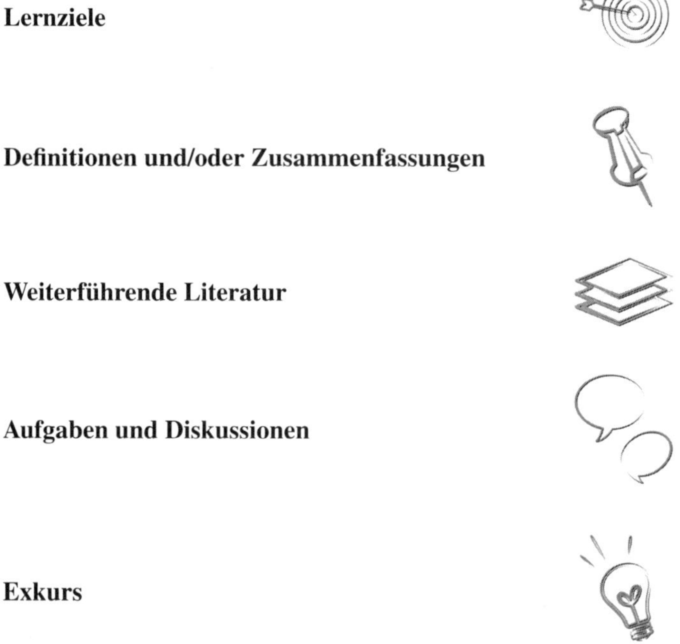

Am Ende des Buches finden Sie als weitere Orientierungshilfe eine bildliche Darstellung der Strukturierung des Buches (Mindmap).

Danksagungen

Ohne die Hilfe vieler unterstützender Gedanken und Hände ist die Erstellung eines Buches nicht möglich. Wir danken allen, die uns während des Buchprojektes unterstützt haben, ganz herzlich.

Einige Helfer und Unterstützer möchten wir jedoch auch besonders bzw. namentlich erwähnen. So danken wir den Studierenden der Hochschule Fresenius, die die Vorversion unserer Buchideen in den Vorlesungen aushalten mussten und inhaltliche Rückmeldungen gaben sowie den Kolleginnen des audiologisch-phoniatrischen Zentrums in Chemnitz, der Lehranstalt für Logopädie in Chemnitz und der Hochschule Fresenius Idstein, die uns mit vielen Ideen unterstützten, sich für Bilder zur Verfügung stellten und Zeitfenster zum Schreiben ermöglichten. An dieser Stelle sei besonders Frau Dr. Lauer gedankt. Des Weiteren danken wir Frau Budjko, Frau Schulze und Frau Übensee für ihr geduldvolles Lesen unfertiger Manuskripte und den Lektorinnen im Schulz-Kirchner Verlag für die unermüdliche Fehlersuche und viel Geduld.

Wir bedanken uns ganz herzlich bei unseren Familien für ihre moralische und Carolin Geißler für die zusätzliche technische Unterstützung während des Schreibprozesses.

Selbstverständlich danken wir den zahlreichen Patientinnen, insbesondere den Familien Keller und Simolka, die sich für Fotos, Falldarstellungen und Videoanalysen zur Verfügung gestellt haben. Ohne sie wäre dieses Buch nicht entstanden.

1 PHYSIOLOGIE DES SCHLUCKVORGANGES

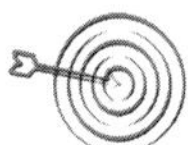

Nach dem Lesen des Kapitels kennt die Leserin:

- die am Schlucken beteiligte Muskulatur und ihre Funktion
- Strukturen der zentralnervösen Kontrolle des Schluckens und die jeweiligen Schluckzentren
- Theorien zur senso-motorischen Kontrolle des Schluckens
- die verschiedenen Schluckphasen in ihrem Ablauf und ihrer Funktion
- die Besonderheiten der kindlichen Anatomie und Physiologie des Schluckens
- die Veränderungen und Besonderheiten des Schluckens im Alter
- mögliche Ursachen von Dysphagie (als eigenständige Herleitung aus Anatomie und Physiologie)

1.1 Anatomie des Schluckens

Einführend wird ein kurzer Überblick über die Grundlagen der Anatomie der am Schluckakt beteiligten Strukturen gegeben.

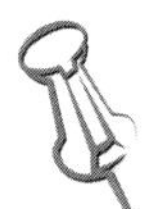

Schlucken ist ein hochkomplexer Vorgang, bei dem 50 Muskelfunktionsgruppen im orofazialen System, Pharynx, Larynx und Ösophagus, fünf Hirnnervenpaare (N. trigeminus, N. facialis, N. glossopharyngeus, N. vagus, N. hypoglossus) und vier Zervikalnerven (C1-4) durch das Zentralnervensystem koordiniert werden müssen (vgl. Wuttge-Hannig/ Hannig in Prosiegel 2002, 81). Diese Muskeln haben unterschiedliche Funktionen und werden zu verschiedenen Zeiten im Schluckablauf aktiv. Über die Anzahl der Schlucke im Tagesablauf besteht bisher keine Einigkeit. So gibt es Angaben von etwa 100–2.000 Mal, die eine gesunde Erwachsene pro Tag schlucken würde (vgl. Logemann 1983, zitiert in Borr 2009, 15; Bartolome/Neumann 2006, 16 und Borr 2009, 15).
Im Folgenden sind die wichtigsten Muskeln ihren Funktionen gegenübergestellt.

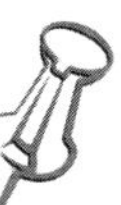

Buccinatormechanismus	
Lippen: Lippenschluss	M. orbicularis oris
Wangen: Verschieben der Nahrung beim Kauakt	M. buccinator
Schlund: Verengung des Rachens beim Kauakt	M. constrictor pharyngis superior
Abschluss des Nasopharynx	
Gaumenmuskulatur	
Velumhebung (Velumelevation), Senkung und Spannung	M. tensor veli palatini (N. trigeminus)
Hebung des Velums nach hinten/oben (posterior/cranial)	M. levator veli palatini
Verkürzung (Kontraktion), Hebung der Uvula	M. uvulae
Verengung des Übergangs von Mund- zu Rachenraum (Isthmus faucium) Elevation des Schlundes	M. palatopharyngeus
Die Zunge – Äußere Zungenmuskulatur	
Bewegung der Zunge nach vorn (Protrusion) dabei symmetrische Kontraktion: Seitenverschiebung – bei einseitiger Kontraktion Seitenverschiebung (bei einseitiger Kontraktion)	M. genioglossus
Zunge wird nach hinten unten gezogen (Retraktion nach kaudal)	M. hypoglossus (mithilfe der unteren Zungenbeinmuskeln)
Elevation und Rückzug (Retraktion) der Zunge	M. styloglossus
Zunge wird nach posterior/cranial gezogen, Elevation der Zungenwurzel	M. palatoglossus
Zunge – Innere Zungenmuskulatur	
Zieht die Zungenspitze (Apex linguae) nach posterior/cranial	M. longitudinalis superior
Zieht die Spitze nach posterior/kaudal, verkürzt die Zunge	M. longitudinalis inferior
Verschmälert die Zunge	M. transversus linguae
Schlundmuskulatur – äußere Schlundmuskeln	
Oberer Schlundschnürer: Verengung des Rachens	M. constrictor pharyngis superior
Mittlerer Schlundschnürer: Verengung des Rachens	M. constrictor pharyngis medius
Unterer Schlundschnürer: Verengung des Rachens	M. constrictor pharyngis inferior
Schlundmuskulatur – innere Schlundmuskeln	
Elevation und Erweiterung des oberen Schlundes	M. stylopharyngeus
Schlundheber und Verengung des Isthmus faucium	M. palatopharyngeus
Elevation des Schlundes	M. salpingopharyngeus

Larynxmuskulatur	
Abduktoren – Öffner	M. cricoarytaenoideus posterior
Adduktoren – Schließer	M. cricoarytaenoideus lateralis M. arytaenoideus transversus M. thyroarytaenoideus
Tensoren – Spanner	M. thyroarytaenoideus M. cricothyroideus M. cricopharyngeus

Tab. 1-1: Übersicht über die am Schlucken beteiligten Muskeln und ihre Funktionen

Für einen physiologischen Schluckablauf sind diverse Bewegungen zu koordinieren und auszuführen. Hierbei sind Schluckzentren als die Strukturen definiert, die schwerpunktmäßig die Innervation der am Schlucken beteiligten Abläufe übernehmen.
Die wichtigsten Strukturen sind:

- Großhirnkortex
- deszendierende Fasersysteme vom Großhirnkortex zu den Hirnnervenkernen (sogenannte kortikobulbäre Bahnen)
- Hirnnervenkerne und Schluckzentren des Hirnstammes
- motorische und sensible Fasern der Hirnnerven V (N. trigeminus), VII (N. facialis), IX (N. glossopharyngeus), X (N.vagus) und XII (N. hypoglossus)
- neuromuskuläre Übergangsregionen/neuromuskuläre Synapsen (Prosiegel 2002, 9)

Schluckzentren

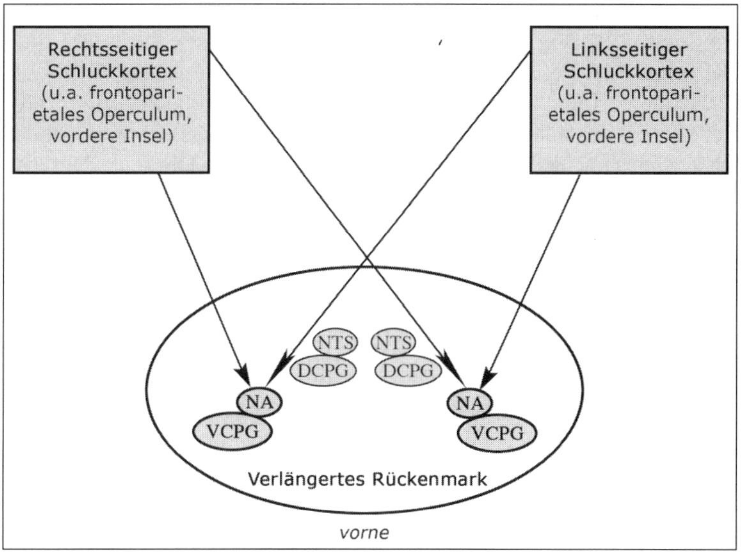

Rechtsseitiger Schluckkortex (u.a. frontoparietales Operculum, vordere Insel)

Linksseitiger Schluckkortex (u.a. frontoparietales Operculum, vordere Insel)

NTS NTS
DCPG DCPG
NA NA
VCPG VCPG

Verlängertes Rückenmark

vorne

VCPG = ventrolateraler CPG; DCPG = dorsomedialer CPG;
NTS = Nucleus tractus solitarii, NA = Nucleus ambiguus

Abbildung 1-1: Schematische Darstellung des Schluck-Kortex und seiner absteigenden Bahnen zum Hirnstamm nach Prosiegel 2002, 10
Der Nucleus ambiguus (NA) – das Kerngebiet der IX. und X. Hirnnerven – wird als Beispiel für schluckrelevante Hirnnervenkerne dargestellt. Des Weiteren wird die vermutliche Lage der dorsomedialen und ventrolateralen „Central Pattern Generators (CPGs) for Swallowing" hervorgeboben.

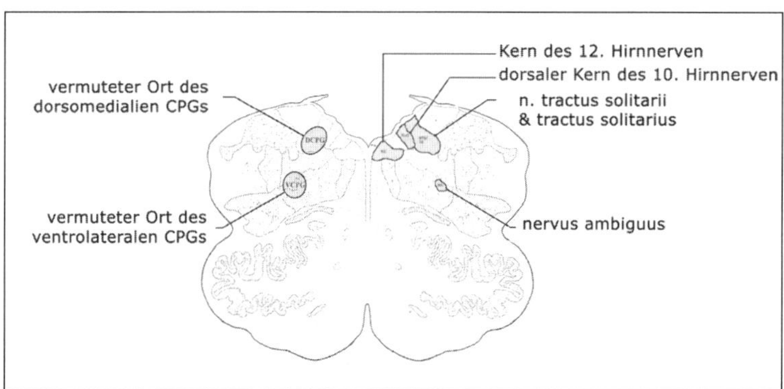

Abbildung 1-2: Strukturen der Schluckzentren im Hirnstamm nach Prosiegel, 2002, 18

Weiterhin beschreibt Prosiegel (2002, 23) die Anatomie des Schluckens wie folgt:
Die zentralnervöse Kontrolle des Schluckens erfolgt auf der Ebene des Cortex cerebri und beruht auf der Aktivität umschriebener Schluckareale, speziell des unteren Gyrus prae- und postcentralis (frontoparietales Operculum) und der vorderen Insel (Schluckkortex). Die zentralnervöse Kontrolle des Schluckens auf der Ebene des Hirnstammes umfasst folgende Systeme:

- efferentes System: motorische Hirnnervenkerne (V, VII, IX, X, und XII) sowie die entsprechenden Hirnnerven einschließlich Ansa cervicalis
- afferentes System: sensorische Fasern der Hirnervenkerne (V, VII, XI und X) sowie den Nucleus tractus solitarii als wichtige sensorische Relaisstation; hier erfolgt die Modulation der Schluckvorgänge in Abhängigkeit von der Bolusbeschaffenheit und von kortikalen Einflüssen
- Schluckzentren (Central Pattern Generators for Swallowing): Sie befinden sich wahrscheinlich im nach vorn gerichteten (rostral) Abschnitt der Medulla oblongata und koordinieren das zeitlich-räumliche Zusammenspiel der Schluckmuskeln

Es ist anzunehmen, dass die Strukturen der Basalganglien und des Kleinhirns ebenfalls am Schluckvorgang beteiligt sind (Bartolome 2004, 43), allerdings ist ihre Wirkungsweise auf den Schluckvorgang noch nicht endgültig geklärt.

Hirnstamm und Hirnnerven

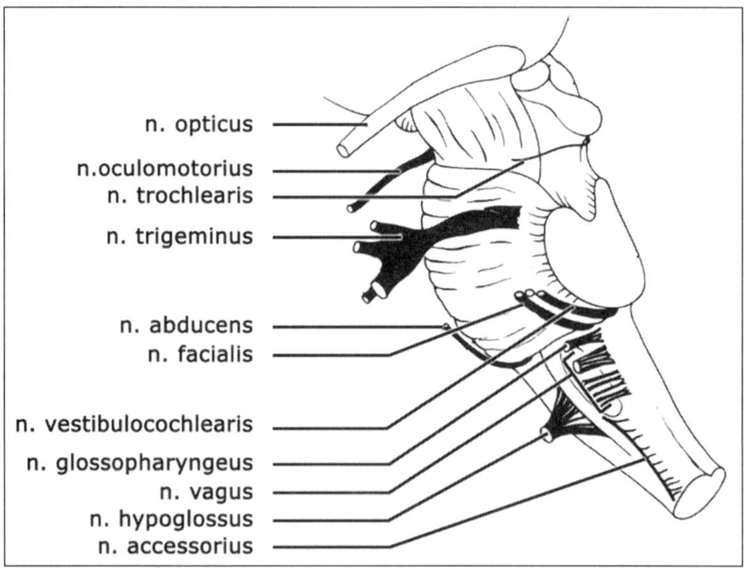

Abbildung 1-3: Laterale Sicht auf den Hirnstamm und die Hirnnervenaustrittsstellen nach DeMyer (1988, 132)

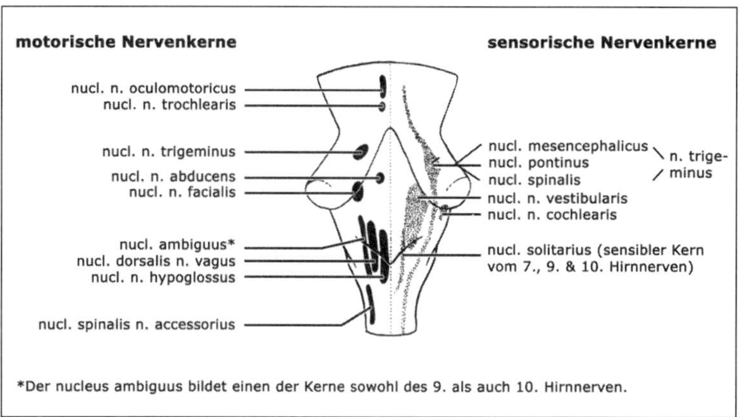

Abbildung 1-4: Dorsale Sicht auf den Hirnstamm und die Hirnnervenaustrittsstellen nach DeMyer (1988, 142)

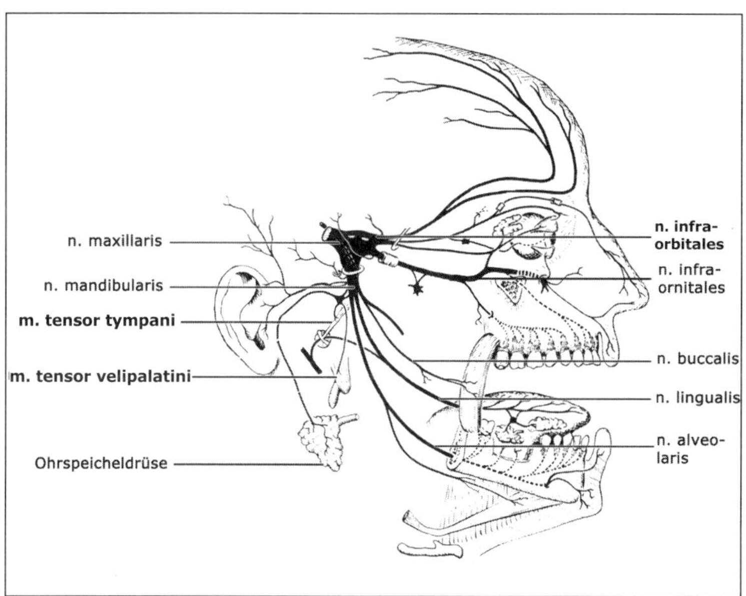

Abbildung 1-5: Verlauf des fünften Hirnnervs nach DeMyer (1988, 146)

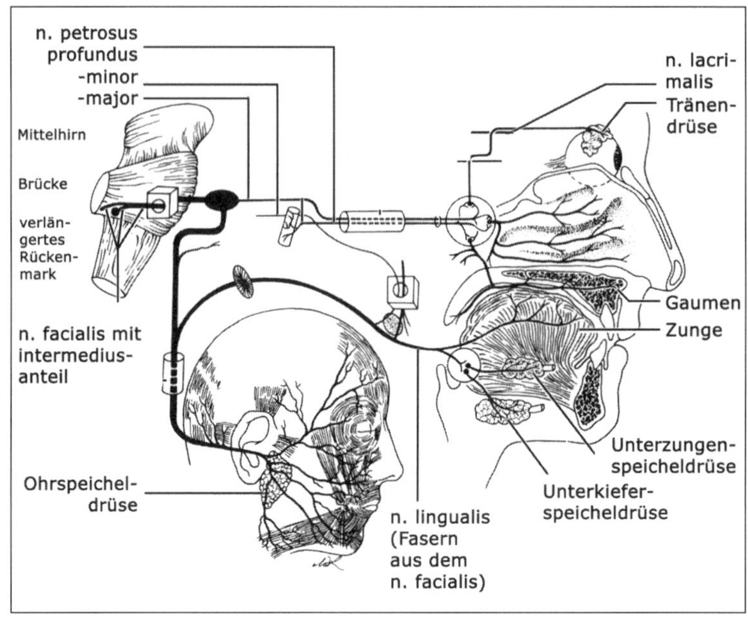

Abbildung 1-6: Verlauf des siebten Hirnnervs nach DeMyer (1988, 147)

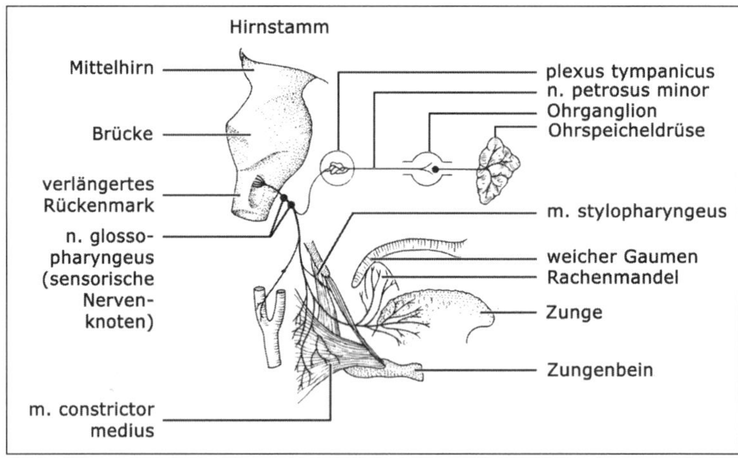

Abbildung 1-7: Verlauf des neunten Hirnnervs nach DeMyer (1988, 149)

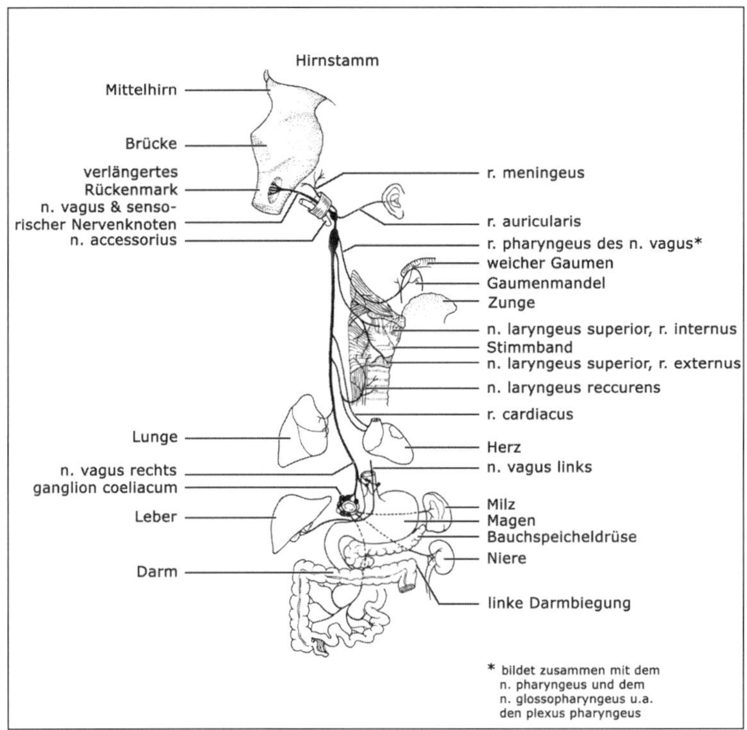

Abbildung 1-8: Verlauf des zehnten Hirnnervs nach DeMyer (1988, 151)

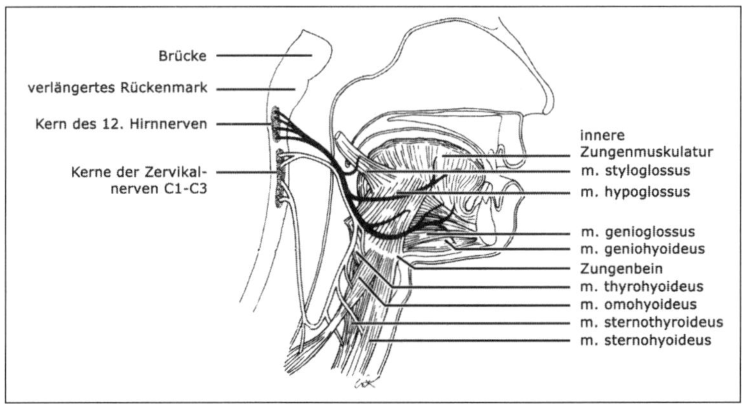

Abbildung 1-9: Abbildung des zwölften Hirnnervs nach DeMyer (1988, 145)

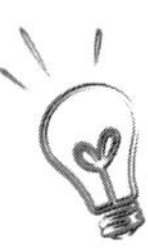

Exkurs:
Theorien der sensomotorischen Kontrolle

Bartolome (2004, 38) beschreibt: „Ob bei Schädigungen des ZNS Schluckstörungen mit den verschiedenen oral-motorischen Willkürfunktionen assoziieren oder dissoziieren, ist letztendlich abhängig von der Organisationsstruktur der zentralnervösen Kontrollprozesse ..." Dabei kristallisieren sich zwei gegensätzliche Ansichten heraus:

1) Theorie der gemeinsamen Kontrollprozesse

Hier liegt die Annahme zugrunde, dass sich aus den evolutionär älteren Funktionen die jüngeren höheren motorischen Leistungen entwickeln (Bobath/Bobath in Bartolome 2004, 39). Das würde bedeuten, dass die primitiven Schluckmuster der Saug- und Beißreflexe die Grundlage für die höher entwickelten Kaureflexe bilden. Diese dienen dann als Basis für die Entstehung der Silbenstruktur, die durch die alternierenden Kieferöffnungs- und Schließbewegungen des Vokal-Konsonantenmusters charakterisiert ist (MacNeilage 1998; MacNeilage/Davis 2000 in Bartolome 2004, 39). Unwillkürliche emotionale Lautäußerungen wie Lachen, Weinen und Schreien sind als Vorläufer der willkürlichen Stimmgebung zu betrachten (Crickmay in Bartolome 2004, 39). Demzufolge ist Bewegungsentwicklung als zunehmende kortikale Kontrolle über die „primitiven" Bewegungsmuster zu verstehen, was zur Folge hat, dass Störungen einer unteren Funktionsebene wie zum Beispiel dem Schlucken Störungen auf allen höheren Funktionsebenen der oralmotorischen Entwicklung nach sich ziehen.

sensomotorische Kontrolle

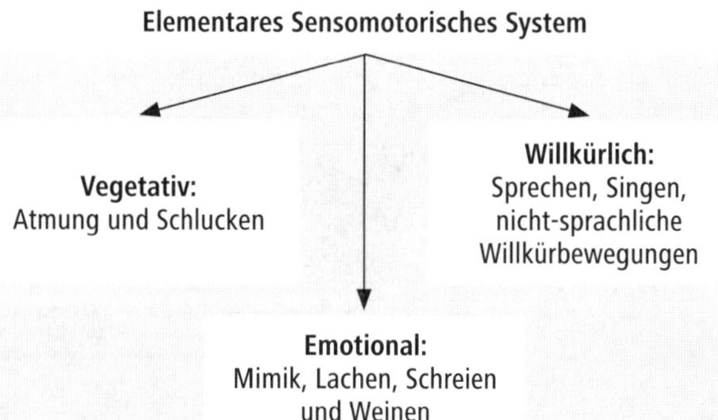

Abbildung 1-10: Facioorale laryngopharyngeale respiratorische Muskeln (Theorie der gemeinsamen Kontrollprozesse der oralmotorischen Funktionen, modifiziert nach Ziegler (2003, 6 ff.) und Bartolome (2004, 39)

Fazit zu 1): Bei Erkrankungen des ZNS kann eine Schluckstörung nie isoliert auftreten.

2) Theorie der spezialisierten, eigenständigen Kontrollprozesse
Dieser Theorie liegt die Annahme zugrunde, dass unterschiedliche Subsysteme für die eigenständige Kontrolle der verschiedenen oralmotorischen Bewegungsfunktionen existieren. So beschreibt Bartolome (2004, 40): „Ob beispielsweise geschluckt oder gesprochen wird, erfordert spezielle Bewegungsabfolgen und spezifische sensorische Afferenzen. Die Theorie der eigenständigen Kontrollprozesse geht davon aus, dass die verschiedenen oralmotorischen Subsysteme entsprechend spezialisierten neuronalen Schaltkreisen und Kontrollzentren unterliegen. Entscheidendes Kriterium ist hier die jeweilige Bewegungsaufgabe. Untermauern lässt sich diese Aussage durch die Beobachtung von Patienten. Es lassen sich Patienten mit Sprechstörungen beobachten, die keinerlei Auffälligkeiten im Bereich des Schluckens oder der metabolischen Atmung zeigen, andere wiederum haben eine ausgeprägte Schluckstörung, jedoch finden sich keine sprechmotorischen Beeinträchtigungen (vgl. Ziegler 2003, 6 ff.).
Bartolome (2004, 41) postuliert: „Schlucken zählt zu den basalen vegetativen Funktionen. Sprechen gilt als hoch überlernte Bewegung, die der Willkürmotorik zuzuordnen ist. Nichtsprachliche/parasprachliche Willkürbewegungen haben für den Alltag keine funktionelle Bedeutung. Die Bewegungen werden in der Regel erstmals in der Therapie durchgeführt und müssen demzufolge neu erlernt werden."

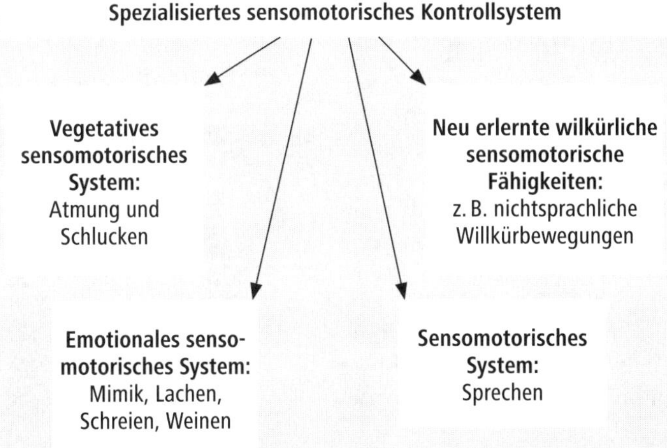

Abbildung 1-11: Fazioorale laryngopharyngeale respiratorische Muskeln, Theorie der eigenständigen Kontrollprozesse der oralmotorischen Funktionen, modifiziert nach Ziegler (2003, 6 ff.) und Bartolome (2004, 40)

Fazit zu 2): Bei Erkrankungen des ZNS kann eine Schluckstörung völlig isoliert auftreten, basierend auf der Theorie der spezialisierten Kontrollprozesse. Assoziierte Störungen sind möglich, wenn mehrere Steuerungssysteme betroffen sind. Das führt dann zu einer Schluckstörung in Kombination mit Beeinträchtigungen anderer oralmotorischer Systeme.

Fazit zum Exkurs: Bis heute existieren unterschiedliche Theorien über die Kontrolle der sensomotorischen Prozesse, die beim Schlucken ablaufen. Diese Theorien haben entscheidende Konsequenzen für die Diagnostik und Therapie von Dysphagie.

1.2 Physiologischer Schluckablauf

Schluckablauf

Der Schluckakt lässt sich funktionell in drei Phasen einteilen (Hannig/Wuttke-Hannig in Bartolome/Neumann 2006, 2). Diese Phaseneinteilung erfolgt willkürlich, hilft jedoch, den Schluckablauf klarer zu beschreiben. In diesem Buch soll folgende Phaseneinteilung genutzt werden:

- orale Phase (mit oraler Vorbereitungsphase und oraler Transportphase)
- pharyngeale Phase
- ösophageale Phase

1.2.1 Orale Phase

Die orale Phase des Schluckens wird oft auch in eine orale Vorbereitungsphase, die wie der Name schon sagt, der Vorbereitung des Schluckvorganges dient, und eine Transportphase, in welcher das Schluckgut (der Bolus) den ersten Teil des Weges bis zum Magen transportiert wird, unterteilt. Diese beiden Teile der oralen Phase werden im Folgenden kurz beschrieben.

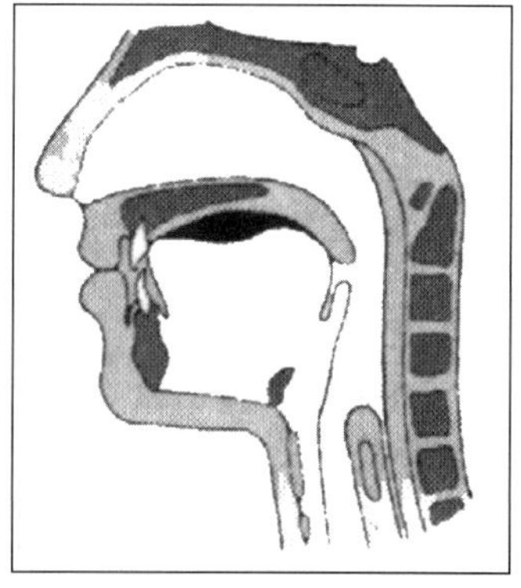

Abbildung 1-12: orale Vorbereitungsphase

Orale Vorbereitungsphase

Die orale Vorbereitungsphase beinhaltet:

- die Aufnahme von Nahrung in den Mund
- die Zerkleinerung von festen Bestandteilen der Nahrung
- das Vermischen mit Speichel
- das Zusammenziehen und die Platzierung des schluckfertigen Bolus

Diese Phase ist vollständig willentlich steuerbar.
Die Nahrung wird in den Mund aufgenommen und auf das vordere Drittel der Zunge gebracht. Dann wird sie durch verschiedene Rezeptoren zu Beschaffenheit, Geruch bzw. Geschmack, Volumen und Temperatur analysiert.

Während des Kauens finden Kieferbewegungen nach oben/unten (nachkranial/kaudal), Seite/Mitte (nach lateral/medial) und vor/zurück (nach anterior/posterior) sowie Rotationsbewegungen der Zunge in alle Richtungen statt. Die Nahrung wird hierbei im Mund bewegt, z. B. auf die Zähne (Molaren) gelegt, wieder aufgesammelt und mit Speichel vermischt. Das Ausmaß dieser Bewegungen hängt u.a. von der Konsistenz, dem Volumen des Bolus und persönlichen Eigenheiten des Essers ab.

Die Wangen sind tonisiert und die Lippen geschlossen. Das Velum ist in Anteriorstellung. So wird der Bolus im Mundraum gehalten (siehe Abb. 1-12).

Orale Transportphase

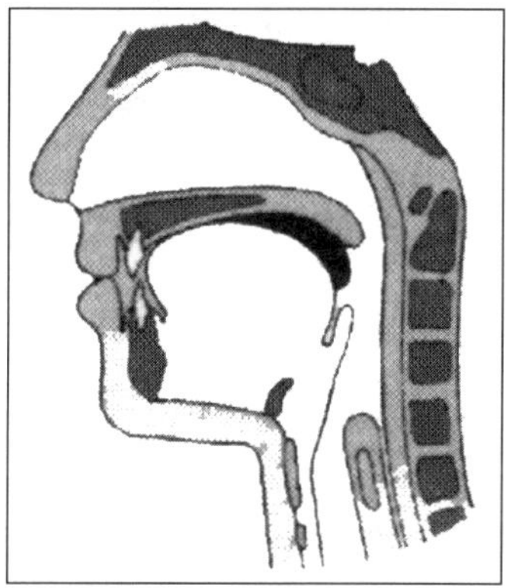

Abbildung 1-13: orale Transportphase

Die orale Transportphase beinhaltet:

- Lippenschluss
- Tonisierung der Wangen
- Superior-anterior-Bewegung der Zunge
- Transport der Nahrung
- Auslösen des Schluckreflexes

Der Bolus ist in der Zungenmitte in der Zungenschüssel fixiert. Die Zungenspitze geht nach oben in Richtung Schneidezähne, sie bewegt sich superior-anterior und bildet sequenziell peristaltischen Kontakt mit dem harten Gaumen. Die Zunge bildet eine zentrale Furche, die als eine Art Rampe dient. Die Lippen sind geschlossen, die Wangen werden tonisiert. Dadurch entsteht ein negativer Druck (Sog) im Mund, der den Transport Richtung Pharynx erleichtert.

Zum Ende der oralen Transportphase wird der Schluckreflex ausgelöst: u.a. durch die Zungenbewegungen und durch Stimulierung größerer Schleimhautareale im Bereich der vorderen Gaumenbögen.

1.2.2 Pharyngeale Phase

Die pharyngeale Phase enthält:

- Reflextriggerung
- Velopharyngealer Abschluss
- Abschluss der Zunge mit der Rachenhinterwand
- Superior-anterior-Bewegung des Zungenbeins
- Pharyngeale Peristaltik und Kontraktion
- Verschluss von Larynx, Glottis und Taschenfalten
- Öffnung des oberen Ösophagussphincters (OÖS = M. cricopharyngeus)

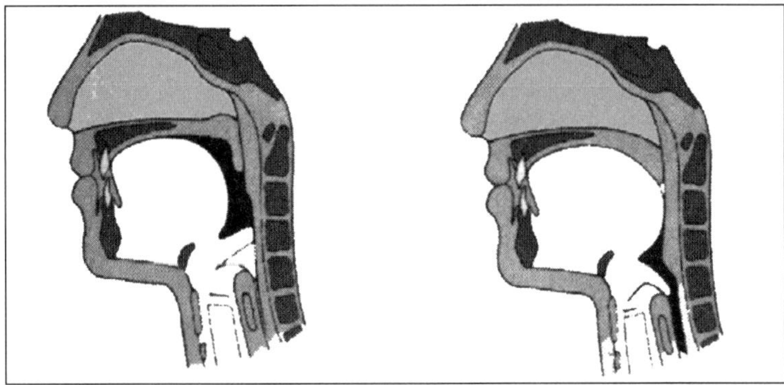

Abbildung 1-14: Pharyngeale Phase

Mit dem Schluckreflex beginnt die pharyngeale Phase, die willentlich nicht mehr beeinflussbar ist. In dieser Phase befördert die Zunge die Nahrung in den Hypoharynx. Dieser Vorgang ist mit einer Pumpe vergleichbar: Die Hinterzunge beginnt eine schnelle kräftige kolbenartige Rückwärtsbewegung. Dabei heben sich Zungenbein und Kehlkopf nach anterior-superior. Gleichzeitig wird der Bolus durch die Erzeugung des Unterdrucks in den Pharynx gezogen. Der Bolus wird durch den Rachen bewegt.

Exkurs:
Die pharyngeale Kontraktion beginnt am Passavant'schen Wulst (ein Querwulst an der Rachenhinterwand). Sie entsteht durch eine Kontraktion des M. constrictor pharyngis superior und bewegt sich schlundabwärts. Der Larynx und das Hyoid heben sich durch Kontraktion der suprahyoidalen Muskeln gleichzeitig. Somit entsteht eine Erweiterung des Hypopharynx, was somit eine Boluspassage ermöglicht. Die Boluspassage entsteht nicht allein durch pharyngeale Kontraktion, sondern durch eine Kombination aus Schubkraft der Zunge als Hauptkraft, aus der pharyngealen Kontraktion und dem hypopharyngealen Saugpumpenstoß.

pharyngeale Kontraktion

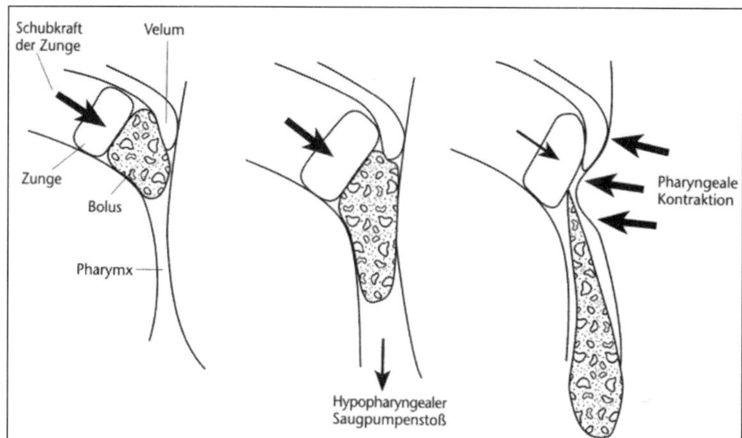

Abbildung 1-15: Der Saugpumpenstoß (aus Bartolome 1999, 19)

Der Nasenraum wird durch Hebung des Velums gegenüber dem Rachenraum abgedichtet, sodass ein Eindringen der Nahrung verhindert wird. Auch die Luftwege werden verschlossen: Der Kehldeckel, die Taschenfalten und die Stimmlippen schließen sich.
Während des reflektorischen Atemstillstands wird der obere Ösophagussphinkter geöffnet, wenn der Bolus die Sinus piriformes erreicht. Der Bolus gelangt an dem Kehlkopf vorbei in den Ösophagus. Die Öffnungsweite des oberen Ösophagussphinkters wird durch das Eigengewicht des Bolus, die Zungenschubkraft, die Dauer der Kehlkopf-Zungenbein-Anhebung und die pharyngeale Kontraktion beeinflusst (McConnel et al. 1989, 165 ff.).

1.2.3 Ösophageale Phase

Die ösophageale Phase enthält:
- Peristaltische Wellen im Ösophagus
- Öffnung des unteren Ösophagussphinkters (UÖS)→ dadurch Transport in den Magen

Nach dem Schließen des OÖS wird der Bolus durch peristaltische Wellen zum unteren Ösophagussphinkter (UÖS) bewegt. Hierbei kann man zwischen einer primären und sekundären Peristaltik unterscheiden:
Primäre Peristaltik: Die primäre Peristaltik wird durch den Schluckreflex initiiert und befördert den Bolus durch den Speiseröhrenschlauch bis zur ösophagealen Ausweitung unmittelbar vor den Mageneingang (Ampulla epidiaphragmatica.).
Sekundäre Peristaltik: Die sekundäre Peristaltik wird auch als Reinigungswelle bezeichnet. Sie wird durch den lokalen Dehnungsreiz im Ösophagus ausgelöst. Es werden so liegen gebliebene Nahrungsreste in den Magen befördert.
Beim Schlucken in aufrechter Haltung wird dieser Transport durch die

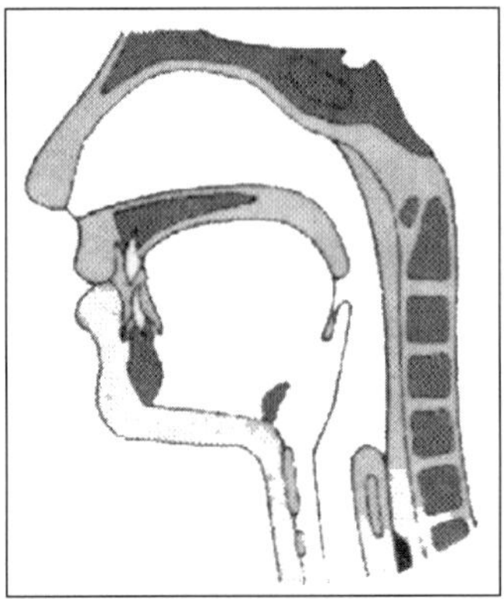

Abbildung 1-16: Ösophageale Phase

Schwerkraft unterstützt. Der UÖS öffnet sich reflektorisch und der Bolus gelangt in den Magen. Nach der reflektorischen Öffnung des UÖS gelangt die Nahrung in den Magen, und die Schlucksequenz ist beendet. Nun herrscht wieder Dauertonus auf dem OÖS und UÖS.

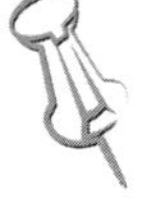

Der gesamte Schluckablauf dauert nur wenige Sekunden. Hierbei ist besonders die Dauer der oralen Phase (insbesondere der oralen Vorbereitungsphase) von sehr vielen Faktoren abhängig, z. B. ob die Nahrung gekaut oder nur geschluckt werden muss, ob der Esser konzentriert oder unkonzentriert ist, ob das Essen heiß oder kalt ist. Die anderen Schluckphasen sind in ihrer Dauer weniger variabel. So wird für die orale Transportphase oft ein Wert von bis zu einer Sekunde angenommen (Geißler 2007, 34). Auch die pharyngeale Phase wird gewöhnlich mit einer Dauer von circa einer Sekunde beschrieben (Dodds et al. 1990). Die Angaben für die ösophageale Phase schwanken zwischen 5 und 20 Sekunden (Herbst 2006, 51; Bartolome/Schröter-Morasch 2006, 27).

1.3 Schlucken vom Säugling bis zum Greis

1.3.1 Die physiologische Entwicklung des Schluckens bei Kindern

kindliches Schlucken

Anatomie des Schluckens bei Kindern

Die kindliche Anatomie der am Schluckvorgang beteiligten Strukturen unterscheidet sich von der der Erwachsenen. Die am Schluckvorgang beteiligten anatomischen Strukturen verändern sich jedoch in ihrer Größe und somit auch in ihrer positionellen Anordnung im Laufe der kindlichen Entwicklung. Diese daraus resultierenden Unterschiede eines Kleinkindes gegenüber denen eines älteren Kindes sind in den folgenden Abbildungen einander gegenübergestellt (siehe Abb. 1-17 und Abb. 1-18) und in den darauf folgenden Textabschnitten erklärt.

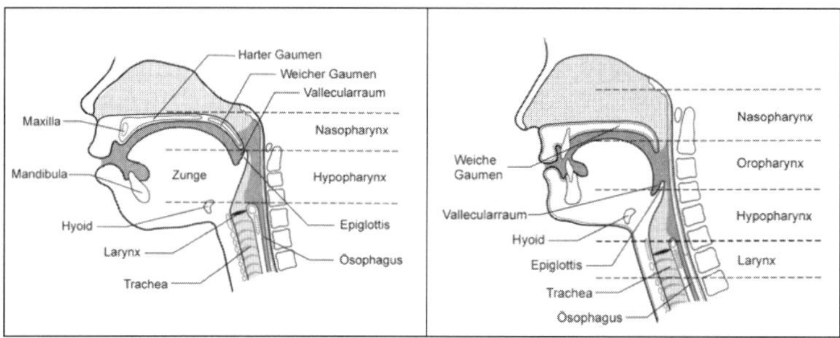

Abbildung 1-17: Schematische Darstellung der Schluckorgane eines Kleinkindes (modifiziert nach van den Engel-Hoek 2008, S. 17)

Abbildung 1-18: Schematische Darstellung der Schluckorgane eines größeren Kindes (modifiziert nach van den Engel-Hoek 2008, S. 17)

Der Nasenraum

Die Nase erfüllt ein Leben lang eine wichtige Funktion bezüglich der Atmung und Konditionierung der Atemluft. Sie bildet den Sitz des Riechsinns und spielt auch bei der Sprachproduktion als zusätzlicher Resonanzraum eine wichtige Rolle. Die Atmungsfunktion ist besonders für Säuglinge und Kleinkinder (bis zu sechs Monaten) wichtig, da hier die Nasenatmung die bevorzugte Atmungsart darstellt. Die Mundatmung ist für ein Neugeborenes eher unangenehm, da die Zunge den größten Teil des Mundraums einnimmt und somit die Luftzufuhr erschwert. Des Weiteren bestehen die respiratorischen, vegetativ gesteuerten Funktionen der Nase in der Regulierung des Atemstroms, Reinigung, Erwärmung und Befeuchtung der eingesogenen Luft. Die Nase hat ebenfalls eine Reflexfunktion, da sie mit Nies-, Tränen- und Hustenreflex, sowie einem Atemreflex (reflektorischer Atemstillstand bei Eindringen von Fremdkörpern) äußeren Negativreizen begegnet (vgl. Boenninghaus/ Lenarz 2001, 215).

Die Nase geht in den Nasopharynx über, welcher anatomisch eine wichtige Rolle als Resonator in der Sprachentwicklung spielt. Hinzu kommt, dass der Nasopharynx einen der beiden Luftwege bildet, welcher weitergehend in den Pharynx führt.

Die Nase an sich ist also nicht unmittelbar am Schluckvorgang beteiligt. Ihre Bedeutung in der präoralen Phase sollte jedoch nicht unterschätzt werden.

Der Mundraum

Die Mundhöhle des Neugeborenen unterscheidet sich im Wesentlichen durch ihre Größenunterschiede von der des Erwachsenen. Die Strukturen sind kleiner und einander angenähert. Im Säuglingsalter nimmt das Zungenvolumen beinahe den gesamten Mundraum ein. Der Zungenkörper liegt mehr anterior gelagert als beim älteren Kind. Die Zunge berührt zeitgleich den Mundboden und den Gaumen. Lateral berührt sie die Zahnleisten und meist auch die mit Saugpolstern ausgestatteten Wangen, was keine seitlichen Zungenbewegungen möglich macht. Der weiche Gaumen, die Zunge und die Epiglottis stehen enger beieinander. Der

Unterkiefer ist kleiner und etwas zurückgezogen. Der weiche Gaumen und die Epiglottis sind einander angenähert. Dies dient dem Schutz des Säuglings, da dessen Koordination von Saugen, Schlucken und Atmen noch nicht sicher ausgebildet ist. Der Larynx und das Hyoid liegen höher als beim älteren Kind (vgl. Abb. 1-17). Des Weiteren sind die Aryknorpel im Vergleich zum Larynxeingang größer ausgebildet. Die Eustachische Röhre verläuft beim Säugling horizontal und erst später vertikal. Die Größenverhältnisse ändern sich im Laufe der kindlichen Entwicklung und beginnen sich mit vier bis sechs Monaten an die Anatomie der älteren Kinder anzugleichen.

Der Pharynx

Der Pharynx besteht aus den drei Etagen Nasopharynx, Oropharynx und Hypopharynx (vgl. Abb. 1-17, 1-18). Diese klassische Unterteilung ist bei einem Kleinkind nicht möglich. Aufgrund des hochverlagerten Larynx und Vallecularraums und deren geringem Abstand zum weichen Gaumen wird der obere Raum, beim älteren Kind als Naso- und Oropharynx beschrieben, zusammenfassend als Nasopharynx bezeichnet. Während der fortschreitenden Entwicklung des Kindes findet eine entscheidende Veränderung statt. Der Pharynx verlängert sich so, dass sich der Oropharynx bilden kann. Diese Verlängerung fördert die Fähigkeit des Säuglings, gleichzeitig atmen und schlucken zu können.

- **Nasopharynx (Epipharynx)**
  Der Nasopharynx ist kein Bestandteil des Speisewegs. Das Dach des Nasopharynx wird durch einen Teil der Schädelbasis, der unteren Fläche des Keilbeinkörpers, gebildet (Boenninghaus/Lenarz 2000). Bei Kindern befindet sich am Rachendach und der hinteren oberen Pharynxwand die Rachenmandel. Nach vorne ist der Nasopharynx über die Choanen zur Nase geöffnet. Nach hinten wird der Nasenraum durch Anhebung des Velums gegenüber dem oropharyngealen Raum abgedichtet.
- **Oropharynx (Mesopharynx)**
  Beim älteren Kind hat sich der Oropharynx durch die Verlängerung des Pharynx erst gebildet. Nun ist er nach oben durch den harten und weichen Gaumen begrenzt und reicht bis zum Zungengrund. Der Vallecularraum und Teile der Epiglottis werden mit einbezogen (vgl. Abb. 1-17, 1-18). Nach hinten und unten besteht die Abgrenzung durch den Zungenrücken, sowie dem mittleren und unteren M. constrictor pharyngis. Im Oropharynx liegt zwischen den Gaumenbögen die Gaumenmandel. Der Oropharynx öffnet sich über den Isthmus faucium zur Mundhöhle hin.
- **Hypopharynx**
  Beim älteren Kind beginnt der Hypopharynx am Unterrand der Valleculae in Höhe der pharyngo-epiglottischen Falte. Danach wird der Hypopharynx in Höhe des Eingangs zum Ösophagus begrenzt und endet am Unterrand des M. cricopharyngeus. Bei einem Kleinkind sind die Begrenzungen ähnlich gelagert, nur werden die anatomischen Strukturen erst im Laufe der Entwicklung abgesenkt.

Der Larynx

Das Kehlkopfskelett besteht aus dem Schildknorpel, dem Ringknorpel, den Stellknorpeln, der Epiglottis und einigen kleineren Knorpeln. Der Larynxeingang wird von der Epiglottis, von den aryepiglottischen Falten und den Aryknorpeln begrenzt. Die Taschenfalten und die Stimmlippen sind von vorn nach hinten (sagittal) verlaufende Falten zwischen Schild- und Aryknorpel. Es werden drei Larynxetagen unterschieden:
Der supraglottische Bereich verläuft vom Larynxeingang bis in Höhe der Taschenfalten. Der glottische Raum verläuft von den Taschenfalten bis hin zu den Stimmlippen. Der subglottische Raum beinhaltet den Raum unterhalb der Stimmritze bis zum Unterrand des Ringknorpels.
Der Larynx übt primär eine Schutzfunktion für die Trachea aus. Die Epiglottis liegt am Zungengrund an und überdeckt den Eingang zum Larynx. Durch ihre Rückwärtsbewegung während des Schluckvorgangs bedeckt die Epiglottis den Eingang zur Luftröhre. Der Larynx hebt sich zeitgleich an und die Stimmlippen sowie die Taschenfalten spannen sich, was als zusätzlicher Schutz der Luftröhre dient. Sollten trotz aller Schutzvorrichtungen Partikel auf die Stimmlippen gelangen, werden diese nach dem Pressverschluss der Glottis und deren Sprengung während der Ausatmung in Form eines Hustenstoßes herausgeschleudert.

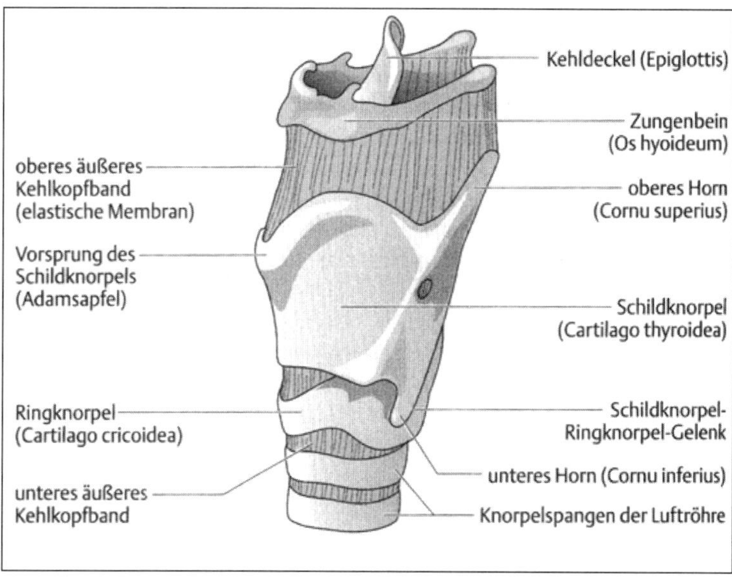

Abbildung 1-19: Larynxdarstellung (Faller et al. 1999, 340)

Physiologische Entwicklung bei Kindern

Die Entwicklung eines physiologischen Schluckaktes sowie die Hinführung zur festen Nahrungsaufnahme bilden einen komplexen Abschnitt im Leben des Kleinkindes. Die Reifung hin zur eigenständigen Nahrungsaufnahme beginnt mit der Geburt und zieht sich durch die ersten Kindheitsjahre. Die gewaltigen Fortschritte in der sensomotorischen Integration des Schluckens und Atmens, der Augen-Hand Koordination, der normalen Haltungs- und Tonusentwicklung und der angemessenen psychosozialen Reifung werden alle während der ersten kritischen drei Jahre erworben. Die frühkindlichen oralen Reflexe dienen primär als Schutz- und Überlebensfunktion. Durch ihre Funktion ist der Säugling in der Lage, sich von Geburt an ernähren zu können. Das Kind kann mithilfe der Reflexe die Nahrungsquelle finden, saugen und die Flüssigkeit schlucken. In Tab. 1-2 werden die wichtigsten oralen Reflexe in ihrer Wirkungsweise dargestellt. Die Reflexe bleiben in der Regel nur in der frühen Kindheit bestehen, wobei der Würgereflex normalerweise mit ungefähr sechs Monaten rückverlagert wird. Wenn Reflexe überhaupt nicht, zu stark oder mit unterschiedlicher Intensität auf beiden Körperseiten auftreten, besteht der Verdacht auf eine Störung des Nervensystems.

Reflex	**Auslösender Reiz**	**Reaktion**	**Verantwortliche Hirnnerven**	**Zeitraum des Reizabbaus**
Würgereflex	Berühren der Hinterzunge	Kontraktion des Gaumens und des Pharynx	N. glossopharyngeus (IX) N. vagus (X)	Bleibt bestehen
Beißreflex	Druck auf das Zahnfleisch	Rhythmisches Öffnen und Schließen des Kiefers	N. trigeminus (V)	9.–12. Monat
Zungenprotrusion	Berührung der Zunge oder der Lippen	Die Zunge wird vorgestreckt	N. hypoglossus (XII)	4.–6. Monat
Transversaler Zungenreflex	Berührung an der Zungenseite	Die Zunge bewegt sich zum Reiz hin	N. hypoglossus (XII)	6.–9. Monat
Rootingreflex	Berühren der Mundwinkel oder Wangen	Der Kopf dreht sich in die Richtung des Reizes	N. vagus (V) N. facialis (VII) N. accessorius (XI) N. hypoglossus (XII)	3.–6. Monat

Tab. 1-2: Die kindlichen oralen Reflexe

Die kindlichen Schluckphasen

Die präorale Phase

Um ein Kind geeignet auf die Nahrungsaufnahme vorzubereiten, müssen die Abläufe vor der eigentlichen Ess- bzw. Füttersituation mit einbezogen werden (präorale Phase). Insbesondere das behinderte Kind profitiert von dieser Phase und wird vor unangenehmen Überraschungen und Schreckmomenten geschützt.

In dieser Phase soll sich das Kind auf die bevorstehende Nahrungsaufnahme vorbereiten und seine vorhandenen Sinne verwenden. Hierzu gehören das Riechen, das Sehen, das Hören und das Ertasten der angebotenen Nahrung. Es wird präoral die Speichelproduktion angeregt und somit eine Schluckstimulation evoziert.

Die orale Phase
Die orale Vorbereitungsphase
Beim gesunden Säugling ist der Ablauf der oralen Vorbereitungsphase nur von sehr kurzer Dauer. Für ihn besteht die Hauptaufgabe im Festhalten der Brustwarze, wohingegen die Formung des Bolus zweitrangig ist. Mit zunehmend fester Nahrung verlängert sich die Dauer der oralen Vorbereitungsphase. Bei festerer Konsistenz wird die Nahrung zerkleinert und mit Speichel durchmischt. Hierbei spielen die intakten Funktionen der einzelnen Bestandteile eine entscheidende Rolle. Der weitere Ablauf ähnelt der oralen Vorbereitungsphase beim Erwachsenen.

Die orale Transportphase
Nachdem die Nahrung zerkleinert worden ist, muss die Nahrung richtig positioniert werden (vgl. Abb. 1-20/A). Die orale Phase beginnt mit Hebung der Vorderzunge und Druck auf den Bolus in Richtung Rachen. Dieser willkürliche Ablauf wird durch den M. styloglossus eingeleitet. Die Nahrung wird von der Zunge kontrolliert und gehalten. Die Kraft, die hierfür aufzuwenden ist, hängt von der Konsistenz der Nahrung ab. Die orale Phase endet mit der Reflexauslösung. „Es ist jedoch nicht eindeutig geklärt, welche Stimuli genau den Schluckreflex auslösen" (Bartolome/Neumann 2006). Die orale Phase ist willentlich beeinflussbar. Die Schlucktriggerung erfolgt durch Stimulation rezeptiver oropharyngealer Schleimhautareale.

Die pharyngeale Phase
Wie bei Erwachsenen auch beginnt die pharyngeale Phase mit der Velumelevation und der Anteriorbewegung der Pharynxrückwand (vgl. Abb. 1-20/B). Nachdem der Bolus die Schlundenge passiert hat, beginnt der reflektorische Teil des Schluckaktes. Die pumpenartige Zungenbewegung, der Sog des Unterdrucks sowie die Kontraktionsbewegungen befördern die Nahrung durch den Rachenraum (vgl. Abb. 1-20/C). Die Öffnung des oberen Ösophagussphinkters (OÖS) wird durch Hyoid- und Larynxbewegung nach superior-anterior herbeigeführt. Das Bewegungsausmaß ist beim Kind jedoch kleiner als beim Erwachsenen, da Larynx und Hyoid in Ruhe höher liegen. Die Anteriorbewegung der Pharynxrückwand ist beim Kind wesentlich größer als beim Erwachsenen.
Die Schutzmechanismen für die Luftwege und den Nasenraum beim Schlucken funktionieren jedoch wie die der Erwachsenen.

Die ösophageale Phase
Die Öffnung des Pharyngoösophagussegments oder des OÖS lässt sich in fünf Phasen untergliedern (vgl. Bartolome/Neumann 2006, 16 ff.). Die Öffnung des OÖS beginnt, wenn der Boluskopf die Sinus pyriformes erreicht. In der ersten Phase verliert der OÖS seinen Dauertonus und relaxiert sich (vgl. Abb. 1-20/D). Es erfolgt seine Öffnung durch die Larynxbewegung sowie einer Bewegung des Hyoid nach superior-anterior (circa 6 mm). Es kommt zu einer Vergrößerung der Öffnung durch den Intrabolusdruck, welcher von Volumen und Viskosität abhängig ist. Die Schubkraft der Zunge ist höher (ebenfalls in Abhängigkeit von Volumen

und Viskosität) und somit steigt der Druck des Bolus. Der Sphinkter kollabiert, wenn der Bolus in den Ösophagus übertragen wird und der Larynx und das Hyoid wieder gesenkt sind. Es kommt erneut zu einer Relaxationsphase. Das Ankommen der pharyngealen Kontraktion am OÖS bewirkt einen Sphinkterschluss. Dies bedeutet, dass von nun an wieder ein Dauertonus besteht.

Die Ösophagusphase umfasst den Bolustransport durch die Speiseröhre in den Magen mittels peristaltischer Wellen (vgl. Abb. 1-20/E).

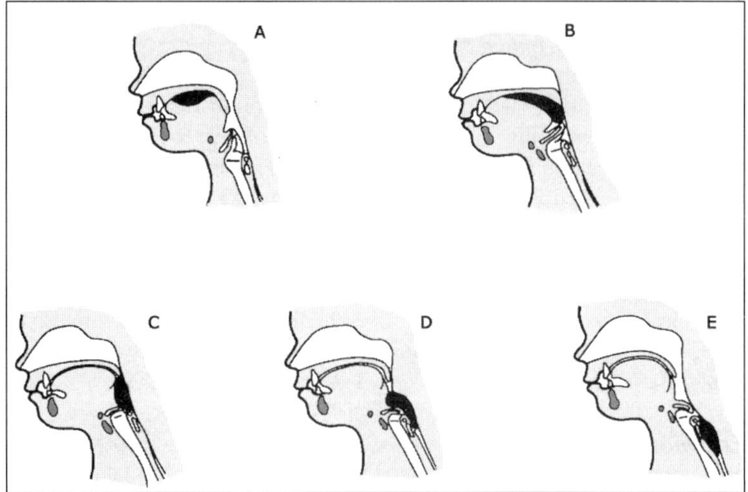

Abb. 1-20: Schematische Darstellung der kindlichen Schluckphasen. **A.** Orale Phase **B.** Beginn der pharyngealen Phase **C.** Der Bolus wandert durch den Pharynx **D.** Ende der pharyngealen Phase und Öffnung des Cricopharyngeus **E.** Ösophagusphase (nach Arvedson 2002, 40)

1.3.2 Schlucken im hohen Alter

Schlucken im Alter

Beim Schlucken im hohen Alter sind sich viele Fachleute einig, dass es zu einigen Veränderungen der anatomischen Verhältnisse und auch in Teilen des Schluckablaufs kommt, aber in welchem Ausmaß und wobei ist noch nicht sicher geklärt. Die wichtigsten Veränderungen, die in verschiedenen Studien beschrieben wurden, sind (vgl. auch Gleeson 1999; Geißler 2007; Heidler 2009):

- Reduktion bzw. Veränderungen der oralen, pharyngealen und subglottischen Sensibilität (Ostericher/Hawk 1982; Moeller 1989; Aviv 1997; Smith et al. 2006)
- Verringerung von Reserven während des Schluckablaufs (Robbins 1992; Robbins et al. 1995; Nilsson et al. 1996; Nicosia et al. 2000) bzw. generalisierte Kraftreduktion des Halteapparates (Logemann 1990 in Heidler 2009)

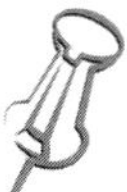

- Alterskorrelierter Zahnverlust und Abbau der Zahnkämme, was zu einem veränderten Ablauf der oralen Vorbereitungsphase führt, z. B. ungenügende Nahrungszerkleinerung mit häufigerem Verschlucken (Niers 2000 in Heidler 2009)
- Verlängerung von Schluckzeiten (Sonies et al. 1988; Shaw et al. 1990; Cook et al. 1994; Dejaeger/Pelemans 1996; Logemann et al. 2000; Kendall et al. 2004; Geißler 2007; vgl. aber Dejaeger et al. 1994 und Tracy et al. 1989)
- Verringerung des Ruhetonus des oberen Ösophagussphinkters sowie verzögerte Entspannung des oberen Ösophagussphinkters zu Beginn der ösophagealen Phase (Shaker/Lang 1994; McKee et al. 1998; Herwaarden et al. 2003)

Insgesamt kann man feststellen, dass motorische und sensorische Veränderungen in allen Schluckphasen zu beobachten sind. Der Schluckablauf als solcher bleibt intakt, obwohl einzelne Abläufe anders koordiniert sind als in jungen Lebensjahren. So kann es geschehen, dass die Nahrung weniger oder mehr gekaut wird als früher. Außerdem initiiert der ältere Mensch den eigentlichen Schluckakt später und braucht hierbei oft mehr Schluckversuche als jüngere Menschen, um die Nahrung vollständig schlucken zu können. Ob dies geschieht, um zum Beispiel verringerte Kraftreserven, einen veränderten Geschmack bzw. eine reduzierte Sensibilität im Mundraum zu kompensieren oder ob noch weitere Gründe existieren, ist bis heute nicht vollständig geklärt.

Einige Autoren machen die Veränderungen des Schluckablaufs davon abhängig, ob die Probanden über ihr natürliches Gebiss oder eine Zahnprothese verfügen. So fanden Fucile und Kolleginnen (Fucile et al.1998) veränderte motorische orale Fähigkeiten bei Menschen mit Zahnprothese im Vergleich zu denen mit natürlichem Gebiss, unabhängig vom Alter der Betroffenen. Peyron et al. (Peyron et al. 2004) bestätigte diese Ansicht als sie das Kau- und Schluckverhalten gesunder junger und alter Probenden analysierten. Sie fanden adäquate Anpassungsmechanismen des Kauens für harte Nahrungsmittel für junge und alte Probanden, wobei die Älteren häufiger kauten und mehr Kraft nutzten als die Jüngeren. Hildebrandt et al. (Hildebrandt et al. 1997) dagegen stellten fest, dass vor allem das Funktionieren so genannter funktioneller Einheiten – also das Zusammenarbeiten der jeweiligen Zähne aus Ober- und Unterkiefer in einem guten Biss – für sicheres Kauen und einen physiologischen Schluckablauf wichtig ist. So fanden sie verstärkt bei den Probanden Beschwerden beim Kauen und Schlucken sowie Vermeidungsverhalten gegenüber bestimmten Nahrungsmitteln, die über wenige dieser funktionellen Kaueinheiten verfügten. Die Autoren schlussfolgerten, dass für einen problemlosen Schluck- und Kauablauf möglichst lange der natürliche Zahnstatus notwendig wäre. Garrett und Kollegen (Garrett et al. 1996a) bemerkten, dass Menschen mit neuem, gut passendem Gebiss weniger Kraft beim Kauen benötigen als diejenigen mit schlecht sitzenden Zähnen. Neue Zahnprothesen erforderten jedoch einige Anpassungszeit (Garrett et al. 1996b). Insgesamt scheint der Zahnstatus für ältere Menschen eine sehr wichtige Rolle beim Schlucken zu spielen.

Ältere Leute haben häufiger chronische Erkrankungen als junge Menschen (z. B. Arthrose oder Bluthochdruck) und nehmen deswegen regelmäßig Medikamente. Der Einfluss dieser begleitenden Erkrankungen und der eingenommenen Medikamente kann zu einem teilweise veränderten Schluckablauf, z. B. zu verlängerten Schluckzeiten (vgl. Kendall et al. 2004) führen, das ist jedoch noch nicht vollständig geklärt.

Auch die Ernährungsbedürfnisse sind bei älteren Menschen anders als bei jungen. So verändert sich nicht nur das Geschmacks- und Geruchsempfinden, sondern auch das Hunger- und Durstgefühl ist meist verringert (Menche et al. 2001 in Brüggemann et al. 2003). Durch veränderte Sensibilität und Regulation des Trinkverlangens im Hypothalamus nehmen ältere Menschen ein bestehendes Flüssigkeitsdefizit nicht mehr adäquat wahr. Verbunden mit geringer Konzentrationsfähigkeit der Nieren, größerer Störanfälligkeit bei Schwankungen im Körperhaushalt und eines geringeren Wassergehaltes im Körper sind alte Menschen somit für Störungen im Wasserhaushalt besonders anfällig (Brüggemann 2003, 40, Dietze 2001, 18f.). Außerdem scheint mit zunehmendem Alter durch geringere körperliche Aktivität, geringere Muskelmasse und damit verbunden geringerem Grundumsatz auch der Energiebedarf verringert zu sein (Volkert 1997 in Brüggemann 2003, 35). Einige experimentelle Daten lassen hierbei vermuten, dass der Proteinbedarf der älteren Menschen über 65 Jahren etwas höher als bei jungen Erwachsenen ist (DGE et al. 2000, in Brüggemann 2003).

Insgesamt ist kein einheitliches Schluckmuster für Menschen in sehr hohem Alter festzustellen, obwohl einige häufig auftretende Veränderungen der anatomischen und physiologischen Zustände bei sehr alten Menschen erkennbar sind. Wie die Betroffenen sich an verringerte Kraftreserven und veränderte Tonus- und Sensibilitätsverhältnisse sowie einen anderen Zahnstatus anpassen, ist jedoch individuell verschieden. Hierbei scheinen neben dem Alter der Zahnstatus, der allgemeine Gesundheitszustand sowie eingenommene Medikamente wichtige Prädiktoren für den Schluckablauf zu sein.

1.4 Aufgaben zur Selbstkontrolle

Unterthema: Die am Schlucken beteiligte Muskulatur und ihre Funktion:

- Aus welchen Muskeln setzt sich die innere Zungenmuskulatur zusammen und welche Funktion haben diese?
- Nennen Sie drei Schlundmuskeln und ihre Funktion.
- Was verstehen Sie unter Larynxabduktoren und Larynxadduktoren?

Unterthema: Überblick über die zentralnervöse Kontrolle des Schluckens und die jeweiligen Schluckzentren:

- Beschreiben Sie die zentralnervöse Kontrolle des Schluckens.
- Beschreiben Sie die verschiedenen Schluckphasen in ihrem Ablauf und ihrer Funktion.

- Welche Schluckphasen würden Sie zu den willkürlichen und welche zu den unwillkürlichen Schluckphasen zählen?
- Was kennzeichnet die willkürlichen Schluckphasen?

Unterthema: Die Veränderungen und Besonderheiten des Schluckens in verschiedenen Altersgruppen:
- Erarbeiten Sie drei Besonderheiten des kindlichen Schluckmusters während des ersten Lebensjahres.
- Erarbeiten Sie drei Besonderheiten des physiologischen Schluckens im höheren Lebensalter.

1.5 Literaturempfehlungen

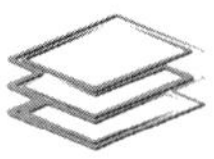

Arvedson, J.C., Brodsky, L. (2001). Pediatric Swallowing and Feeding: Assessment and Management. San Diego: Singular Publishing.

Bartolome, G., Schröter-Morasch, H. (2006). Schluckstörungen: Diagnostik und Rehabilitation. München: Elsevier.

Prosiegel, M. (2002). Praxisleitfaden Dysphagie. Bad Homburg: Verlag Hygieneplan.

2 Von der subjektiven Beschwerde zur logopädischen Diagnose

In diesem Kapitel soll das Vorgehen bei der Befunderhebung beschrieben werden. Hierbei wird zu Beginn das Schema des methodisch-logopädischen Handelns vorgestellt. Danach werden diese einzelnen Schritte der Befunderhebung (siehe Abb. 2-1) in der Diagnostik von Schluckstörungen angewendet.

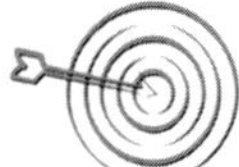

Nach dem Lesen des Kapitels kennt die Leserin:

- ein strukturiertes Vorgehen der Befunderhebung bei Dysphagie
- das Vorgehen beim Erfragen der anamnestischen Daten bzw. der Gründe der Patientin für den Besuch bei der Logopädin
- das Vorgehen beim Erfragen der Gründe der Patientin für den Besuch bei der Logopädin
- ein mögliches Vorgehen für die klinische Befunderhebung sowie Möglichkeiten und Grenzen dieser Form der Diagnostik
- einige apparative Untersuchungsmöglichkeiten und deren Einsatzorte und -möglichkeiten
- den Weg der Diagnosestellung nach ICF sowie verschiedene Ebenen der Nomenklatur
- direkte und indirekte Symptome der Dysphagie
- mögliche Ursachen von Dysphagie

2.1 Vorgehen bei der Befunderhebung

Befunderhebung

Für die Beschreibung des Diagnostikvorgehens bei Dysphagie soll im Folgenden ein Modell für systematisches logopädisches Handeln genutzt werden.

Bei diesem Vorgehen beginnt die Logopädin mit dem Sammeln von Dysphagie relevanten Informationen (subjektive Beschwerde der Patientin). In einem Anamnesegespräch erfragt sie dann den Entstehungsprozess und den Verlauf der Schluckproblematik. Mögliche Ursachen und Risikofaktoren können somit erfasst werden. Mit diesem Wissen plant sie das Vorgehen für die logopädische Untersuchung. Diese wird hypothesengeleitet in freier Beobachtung und/oder in durch die Untersucherin manipulierten Situationen und Beobachtungen erfolgen. Eine weitere Möglichkeit hierfür ist die Durchführung objektiver Testverfahren. Nach der Analyse aller gesammelten Informationen kann sie Schlussfolgerungen bezüglich einer logopädischen Diagnose ziehen und einen Behandlungsplan erstellen. Nach diesem führt sie die Behandlung durch, wobei sie während und nach der Therapie die eingesetzten Behandlungsverfahren und ihr Vorgehen in der Therapie evaluiert und gegebenenfalls Therapieschwerpunkte und -Methoden anpasst oder verändert.

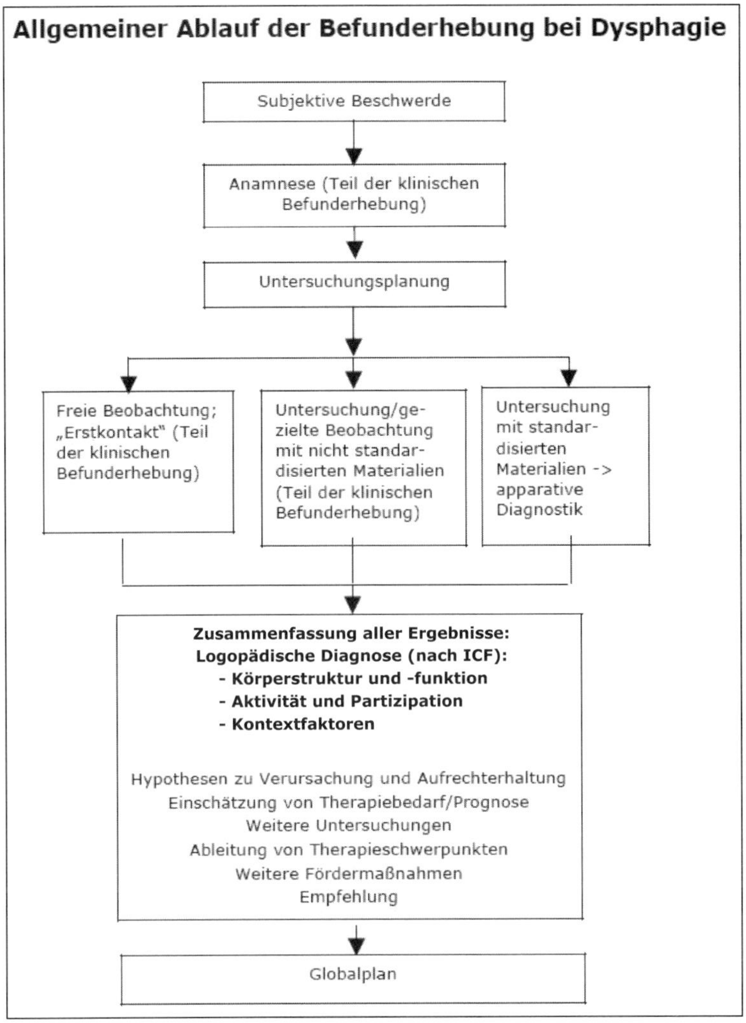

Allgemeiner Ablauf der Befunderhebung bei Dysphagie

Subjektive Beschwerde

↓

Anamnese (Teil der klinischen Befunderhebung)

↓

Untersuchungsplanung

↓

Freie Beobachtung; „Erstkontakt" (Teil der klinischen Befunderhebung)	Untersuchung/gezielte Beobachtung mit nicht standardisierten Materialien (Teil der klinischen Befunderhebung)	Untersuchung mit standardisierten Materialien -> apparative Diagnostik

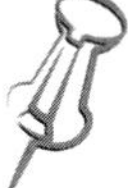

↓

Zusammenfassung aller Ergebnisse:
Logopädische Diagnose (nach ICF):
- **Körperstruktur und -funktion**
- **Aktivität und Partizipation**
- **Kontextfaktoren**

Hypothesen zu Verursachung und Aufrechterhaltung
Einschätzung von Therapiebedarf/Prognose
Weitere Untersuchungen
Ableitung von Therapieschwerpunkten
Weitere Fördermaßnahmen
Empfehlung

↓

Globalplan

Abbildung 2-1: Modell zur Befunderhebung in Anlehnung an Dickmann, C. (1994,4)

2.2 Subjektive Beschwerde und Anamnese

Zu Beginn des diagnostischen Prozesses kommt die Patientin in die logopädische Praxis oder Sprechstunde und berichtet über ihre Krankengeschichte, Behandlungswünsche und den Grund für ihren Besuch. Vielleicht berichtet sie über Hustenanfälle beim Essen, wünscht sich wieder alle Lebensmittel essen zu können oder berichtet von schwierigen sozial-emotionalen Situationen bei Mahlzeiten. Oft werden diese Wünsche und Anlässe auch durch Angehörige der Patientin, ihre Therapeutinnen, die betreuenden Pflegekräfte oder durch die behandelnden Ärztinnen an die

Logopädin herangetragen. So kann eine Pflegekraft bei der Gabe von Nahrung und Getränken unsicher sein, die Ärztin Informationen zum Schluckstatus für eine Differenzialdiagnostik anfordern oder Angehörige verzweifelt über den massiven Gewichtsverlust der Patientin berichten.

Beschwerden beim Schlucken:

- Haben Sie beim Schlucken körperliche Beschwerden? (z. B. Atemnot, häufiges Husten, Schmerzen)
- Wie hat sich Ihr Schlucken verändert? (z. B. Probleme beim Kauen, angestrengtes Schlucken, Husten bei oder nach dem Schlucken)
- Wo liegt Ihrer Meinung nach das Hauptproblem beim Schlucken?

Beschwerden bzgl. des Essens und Trinkens sowie des Ernährungszustandes:

- Hat sich Ihr Ess-/Trinkverhalten geändert? (z. B. weniger Essen, Vermeiden bestimmter Lebensmittel oder Situationen, langsameres Essen)
- Welche Reaktionen zeigen Ihre Mitmenschen? (z. B. Reaktionen von Familienangehörigen bei Hustenattacken während der Mahlzeit)
- Hat sich Ihr Ernährungszustand/körperliches Befinden verändert? (z. B. starker Gewichtsverlust, Zeichen von Austrocknung des Körpers)

Subjektive Bewertung und Umgang mit der Störung:

- Wie erleben Sie selbst Ihre Störung? (z. B. Schamgefühl, Ungeduld, Wut, Angst, Selbstvorwürfe)
- Wie gehen Sie mit Ihren Problemen um? (z. B. Vermeiden von Lebensmitteln oder gemeinsamen Mahlzeiten, Andicken von Flüssigkeiten oder Pürieren von Mahlzeiten, viel Bewegung für besseres Abhusten, Ignorieren der Schwierigkeiten)

Psycho-soziale Folgen:

- Welche Konsequenzen erleben Sie in Ihrem Alltag oder Ihrem Beruf? (z. B. Einschränkungen in familiären, freundschaftlichen oder geschäftlichen Beziehungen, Schwierigkeiten für Freizeitaktivitäten und/oder in der Ausbildung bzw. Berufsausübung)
- Was würden Sie sich bezüglich des Schluckens/Essens für Ihren Alltag wünschen?

Abbildung 2-2: Fragen zur subjektiven Einschätzung der Beschwerde

Ziel der Anamneseerhebung ist es, erste Anzeichen von Dysphagiesymptomen zu erkennen, genauere Informationen zur bisherigen Krankengeschichte und möglichen therapeutischen Interventionen zu erhalten sowie die Wünsche, Ziele aber auch Bedenken und Deutungsmuster der Betroffenen (Patientin und Angehörige) zu erfahren. Des Weiteren lassen sich Kontextfaktoren (in der Umwelt und persönliche Faktoren) identifizieren, die für Behinderungen im Alltag sorgen können, aber auch als Ressourcen zu nutzen sind.

Bezüglich der Symptome lassen sich indirekte und direkte Anzeichen für Schluckstörungen ausmachen. Erstere sind gewöhnlich über einen längeren Zeitraum erkennbar und nicht gezwungenermaßen mit dem Schluckprozess zu verbinden. Letztere lassen sich direkt während des Schluckprozesses erkennen.

Symptome aus Anamnese

Direkte Anzeichen für eine Schluckstörung sind u.a. (nach Schröter-Morasch 1994; Prosiegel 2002; Damag 2007):

- Verlängertes Kauen und/oder Schlucken
- Abneigung der Betroffenen, im Beisein von Fremden zu essen oder zu trinken
- Angst vor dem Essen oder Schlucken
- Schmerzen beim Essen oder Schlucken
- Notwendigkeit, beim Essen/Trinken eine besondere Haltung einzunehmen
- Notwendigkeit, oft nachtrinken zu müssen, da feste Speisen sonst nicht adäquat abgeschluckt werden können
- Husten oder häufiges Räuspern beim Essen/Trinken
- Gurgelnde Atemgeräusche oder veränderter Stimmklang während des Essens bzw. nach dem Essen
- Wiederhochwürgen der Nahrung
- Häufiges Ausspucken von Speichel

Indirekte Anzeichen für eine Schluckstörung sind u.a. (nach Schröter-Morasch 1994; Damag 2007):

- Auffällige Gewichtsabnahme während der letzten Zeit/seit Beginn der Erkrankung
- Gehäuft auftretende Infekte oder andere Atemwegserkrankungen seit Beginn der Erkrankung
- Ungeklärte Temperaturerhöhungen (Fieber)
- Veränderter Stimmklang (z. B. hypernasal, brodelnd)
- Räusperzwang
- Verstärktes Husten mit oder ohne Verschleimung im Atemtrakt
- Kurzatmigkeit
- Kloßgefühl im Hals und/oder Rachen
- Trockener Mund und/oder Rachen
- Vermehrtes Aufstoßen

Diese und ähnliche Informationen lassen sich am einfachsten in einem Gespräch mit der Patientin und ihren Bezugspersonen (inkl. professionellem Personal) klären. Hierbei kann dieses Gespräch frei nach bestimmten Leitfragen oder mithilfe eines Anamnesebogens (z. B. Motzko et al. 2004 und Schröter-Morasch 1994) geführt werden. Außerdem können viele wertvolle Hinweise aus der Krankenakte der Betroffenen bzw. der Auftragstellung auf dem Konsilschein oder dem Rezept oder einem möglicherweise vorhandenen Arzt- oder Therapeuten(vor)bericht entnommen werden.

Einen wichtigen Hinweis für oder gegen das Auftreten einer Dysphagie liefert auch die Grunderkrankung der Patientin. Obwohl man nicht von einer eindeutigen Zuordnung der Schädigung im Gehirn oder der anatomischen Struktur im orofazialen Bereich zur beobachtenden Form der Schluckstörung ausgehen kann, sind doch einige Grunderkrankungen relativ typisch für das Auftreten einer Dysphagie (vgl. Exkurs Kapitel 1).

Neurologische Ursachen für Dysphagie sind u.a. (vgl. Prosiegel 2003 in AMWF, Prosiegel 2002, 9ff. und Bartolome/Schröter-Morasch 2006):

- Schlaganfall (= Hirninfarkt, Hirnblutungen und Blutungen der weichen Hirnhäute): Ca. 50 % der Patientinnen in der Akutphase und 25 % der Patientinnen in der chronischen Phase zeigen Anzeichen einer Dysphagie; bei Schädigung der Medulla Oblongata können bei bis zu 100 % der Patientinnen Dysphagien auftreten.
- Infektionen des ZNS, z. B. Meningitis, Enzephalitis
- Schädelhirntrauma (SHT): Bei schwerem SHT zeigen 50–70 % der Patienten in der Akutphase Symptome einer Dysphagie.
- Demenzielle Erkrankungen
- Amyotrophe Lateralsklerose (ALS): Dysphagie ist ein Kernsymptom von ALS – 25 % der Patienten zeigen zu Beginn bulbäre Symptome und Zeichen einer Dysphagie, zum Ende der Erkrankung 100 %.
- Multiple Sklerose (MS): 30–40 % der Betroffenen haben Schluckstörungen.
- Erkrankungen, die mit Bewegungsstörungen einhergehen (z. B. Parkinson-Syndrom, Chorea Huntington): 50 % der Patientinnen zeigen Zeichen einer neurologischen Dysphagie.
- Tumore, besonders im Großhirn oder Hirnstamm: Der Schweregrad und die Auftretenswahrscheinlichkeit der Dysphagie hängen von der Art, vom Ort und dem Ausmaß der Raumforderung ab.
- Erkrankung der Hirnnerven (z. B. Guillain-Barré-Syndrom).

Zu den strukturellen Ursachen für Dysphagie gehören u.a. folgende Erkrankungen:

- Entzündungen, z. B. fungal candidiasis, Fibrose (z. B. nach Bestrahlung), durch Trauma (z. B. durch schlecht sitzende Zahnprothesen)
- Blockierung/Verstopfung (z. B. bei Tumor, Abszess, Fremdkörper)
- nach Operationen (z. B. nach Zungenkarzinom)
- kraniofaziale Abnormalitäten (z. B. nach Verkehrsunfällen)
- ösophageale Veränderungen (z. B. Divertikel, Stenose)

Außerdem werden pharmakologische und psychologische Ursachen diskutiert (siehe auch hervorragende Übersicht in Bartolome/Schröter-Morasch 2006).

2.3 Klinische Befunderhebung

Die klinische Befunderhebung bezeichnet den Teil der logopädischen Diagnostik, der ohne apparative Untersuchung auskommt und die Funktionen und Aktivitäten untersucht, die für das sichere Essen und Trinken notwendig sind bzw. deren Einschränkungen analysiert. Des Weiteren werden mögliche Ressourcen oder begleitende Barrieren für die Therapie und den Alltag des Patienten erforscht. In der nationalen und internationalen Literatur werden hierzu üblicherweise zwei grundlegende Verfahren beschrieben, die einzeln oder konsekutiv angewendet werden oder sich ergänzen: zum einen ein Screening auf die Möglichkeit einer auftretenden Aspiration sowie zum anderen die ausführliche klinische Untersuchung der am Schlucken beteiligten Organe, des Schluckablaufs, allgemeiner Therapiefähigkeit und möglicher Interventionsmöglichkeiten.

2.3.1 Screening auf die Möglichkeit einer auftretenden Aspiration

Besonders im englischsprachigen Raum, zunehmend aber auch in Deutschland wird die Patientin bei Neuaufnahme standardmäßig auf das Vorhandensein von Aspiration gescreent. Da eine Aspiration mit der Gefahr einer Aspirationspneumonie und damit erheblicher gesundheitlicher Gefährdung (siehe auch Murray 2006, 61 ff.) assoziiert wird, wird hierbei ein Verfahren benötigt, welches so sicher und zuverlässig wie möglich Aspirationen vorhersagt bzw. ausschließt. Die am häufigsten eingesetzten Möglichkeiten sind hierbei:

- Beobachtung des Schluckablaufs während der Nahrungs- und Flüssigkeitsaufnahme
- Beobachtung während des Schluckens von Wasser
- Auswertung bestimmter Symptome aus der ausführlichen klinischen Untersuchung bezüglich der Auftretenswahrscheinlichkeit von Aspiration

Bei der **Beobachtung des Schluckablaufs während der Nahrungs- und Flüssigkeitsaufnahme** wird die Patientin beim Essen und Trinken beobachtet. Es werden der Gesamtablauf des Schluckens, Abweichungen vom normalen Schlucken (siehe Symptome in Kapitel 2.3.2) und Reaktionen der Patientin nach dem Schlucken notiert. Hierbei können Therapeutinnen neben der visuellen Untersuchung auf die Palpation des Kehlkopfs zurückgreifen, um die laryngeale Elevation, das Timing des pharyngealen Schluckens und die Anzahl der Schlucke pro Bolus beurteilen zu können. Außerdem kann der Hörsinn mit oder ohne apparative Unterstützung (siehe Kapitel 2.4.4) genutzt werden, um z. B. den Atemstopp während des Schluckens zu analysieren. Auch Aufgaben nach dem eigentlichen Schluckakt (z. B. Stimmgebung und/oder Untersuchung des Mundraumes nach dem Schluck) sollen hierbei Hinweise auf die Aspirationsgefahr geben.

Alternativ wird diese **Untersuchung** ausschließlich **mit** verschiedenen Mengen von **Wasser** (z. B. 5 ml, 10 ml, 50 ml) durchgeführt (vgl. AWMF 2005, AMWF 2007).

Auch während einer **ausführlichen klinischen Schluckuntersuchung** (siehe auch Kapitel 2.3.2) können verschiedene Symptome entdeckt werden, die eine möglichst genaue Vorhersage der Auftretenswahrscheinlichkeit einer Aspiration ermöglichen. So werden folgende Anzeichen während des Schluckens oder der Schluckuntersuchung mit Aspiration verbunden (Bartolome/Schröter-Morasch 2006; Böhme 1997):

Symptome-Screening

- abnormaler Würgereflex
- gestörte Gaumensegelbeweglichkeit
- schwacher oder fehlender Hustenreflex
- gestörtes willentliches Husten
- feuchter gurgeliger Stimmklang
- Stimmstörung
- verminderte Kehlkopfhebung

Im Folgenden sollen einige kritische Anmerkungen zur Aussagekraft der oben beschriebenen Verfahren gemacht werden. Ausführliche Diskussionen zu diesem Thema lassen sich bei Smithard et al. 1998; Martino et al. 2000; McCullough et al. 2001; McCullough et al. 2005; Zillekens 2007 und Murray 2006 sowie den unten genannten Autoren finden.

Die für das Auftreten von Aspiration „typischen Symptome" haben sich, alleine beurteilt, leider nicht als sichere Anzeichen erwiesen. So stellten Warms und Kolleginnen (Warms/Richards 2000) in einer vergleichenden Untersuchung mit auditiver Analyse des Stimmklanges und einer Videofluoroskopie fest, dass die auftretenden Aspirationen nur zu einem sehr geringen Anteil (nur 47 von 706) durch die Stimmanalyse vorhergesagt werden konnten. Leder (Leder 1997) konnte darstellen, dass auch Patientinnen mit normaler Gaumensegelaktivität in der apparativen Diagnostik aspirierten. Des Weiteren zeigte sich, dass sowohl Personen mit physiologischem Würgereflex aspirierten, als auch dass Personen mit fehlendem oder gestörtem Würgereflex nicht zwangsläufig aspirierten. Diese Untersuchungen belegen, dass einzelne „Aspirationsanzeichen" eine Aspiration keineswegs sicher vorhersagen oder ausschließen können.

Daniels (Daniels et al. 2000 323 ff.) konnte jedoch darlegen, dass bei Patientinnen nach akutem Schlaganfall das gleichzeitige Auftreten von zwei oder mehr „typischen Symptomen (hier Dysphonie, Dysarthrie, abnormaler Würgereflex, abnormales willentliches Husten, unwillkürliches Husten direkt nach dem Schlucken und Veränderung der Stimmqualität nach dem Schlucken)" eine Aspiration zu mehr als 90 % vorhersagt.

Auch eine vollständige ausführliche klinische Untersuchung kann das Auftreten einer Aspiration nicht sicher vorhersagen. So untersuchte Linden (Linden et al. 1993) 249 Patientinnen mit einer speziell entwickelten Testbatterie und anschließender Videofluoroskopie. Das Vorhandensein einer Aspiration oder Penetration wurde jedoch nur zu 66 % vorhergesagt, das Nichtvorhandensein zu 67 %. Bei Splaingard und Kollegen (Splaingard et al. 1988) war die Sensitivität sogar noch geringer. Nur für 42 % der Patientinnen, die aspirierten, war diese Aspiration vermutet worden.

Insgesamt kann festgestellt werden, dass die beschriebenen Screeningverfahren bei konsequenter Durchführung wertvolle Hinweise auf die Auftretenswahrscheinlichkeit einer Aspiration bzw. Penetration geben können. Endgültig bestätigen oder ausräumen können sie den Verdacht jedoch nicht. Neben einer Screeninguntersuchung ist hierzu eine zusätzliche apparative Untersuchung notwendig (siehe Kapitel 2.4).

Nach den Leitlinien für neurogene Dysphagien (vgl. AWMF 2005) sind jedoch zwei Screeningverfahren für die Entdeckung bzw. den Ausschluss von Aspiration empfehlenswert:

- 50-ml-Wasser-Test kombiniert mit der Untersuchung der Sensibilität im Pharynxbereich beidseits
- 50-ml-Wasser-Test kombiniert mit der Pulsoxymetrie (Indikator hierbei: Abfall der Sauerstoffsättigung >2 % nach Schlucken von 10 ml Wasser)

Beim **50-ml-Wasser-Test** handelt es sich um eine Beobachtung während einer Flüssigkeitsgabe. Hierbei nimmt die Patientin 50 ml Wasser in aufeinanderfolgenden 5-ml-Schlucken zu sich. Während dieser Untersuchung und in den folgenden fünf Minuten wird von der Untersucherin auf Anzeichen einer Aspiration, wie husten, gurgelndes Geräusch beim Atmen und Sprechen oder Atemnot, geachtet (vgl. Bartolome/Schröter-Morasch 2006, 156).
Während der **Untersuchung der Sensibilität im Pharynxbereich** werden mittels Wattestäbchen kurze Reize durch Antippen der Rachenhinterwand (auf beiden Seiten) gegeben. Es wird sowohl das Vorhandensein einer Berührungsempfindung, als auch die Möglichkeit zur differenzierten Wahrnehmung des Reizortes getestet (vgl. Bartolome/ Schröter-Morasch 2006, 156).
Die **Pulsoxymetrie** basiert auf der Annahme, dass die Sauerstoffsättigung des Blutes aufgrund eines reflektorischen Zusammenziehens der Bronchien bei Aspiration abfällt (Zaidi et al. 1995; zitiert in Bartolome/ Schröter-Morasch 2006, 157). Wenn das Gerät angelegt wurde, nimmt der Patient zwei aufeinanderfolgende 5-ml-Schlucke zu sich. Mithilfe des Pulsoxymeters wird daraufhin die Amplitude der Sauerstoffsättigung im Blut ermittelt. Natürlich müssen hierbei Faktoren, die Einfluss auf die Messung des Pulsoxymeters haben könnten, vor dem Beginn der Untersuchung ausgeschlossen werden, da sie die Amplitude der Sauerstoffsättigung verändern könnten (vgl. Bone/Marquardt 2001, zitiert in Bartolome/Schröter-Morasch 2006, 157).

2.3.2 Ausführliche klinische Untersuchung

Besonders für die Entscheidung, ob eine Therapie indiziert ist und wie diese zu planen ist, genügt eine Untersuchung der Aspirationsgefahr nicht. Hierfür sind weitere Untersuchungen notwendig. Dabei werden in der Literatur folgende Ziele für die ausführliche klinische Befunderhebung genannt (z. B. Bartolome/Schröter-Morasch 2006, 155 ff.):

- Erkennen einer Dysphagie und Erstellen einer Hypothese über den Störungsort
- Erstellen eines Störungsprofils als Basis für die Therapieplanung und zur Einschätzung des Aspirationsrisikos während der Therapie
- Festlegung der Notwendigkeit von weiterer/differenzialdiagnostischer Diagnostik
- Hypothesenerstellung über den Einsatz kompensatorischer Maßnahmen
- Entscheidungshilfen für Sofortmaßnahmen, z. B. Diäten, non-orale Ernährung
- allgemeine Einschätzung der Kommunikationsfähigkeit und des Sprachverständnisses
- allgemeine Einschätzung der Therapiefähigkeit unter Aspekten der Belastbarkeit, Vigilanz und Kognition
- Beurteilung der Behandlungsmöglichkeiten

In der klinischen Untersuchung empfehlen die meisten Autoren drei größere Untersuchungsabschnitte (z. B. Bartolome/Schröter-Morasch 2006, Motzko et al. 2004, Nusser-Müller Busch 2004):

- allgemeine Untersuchung
- Untersuchung der am Schlucken beteiligten Organe
- klinische Schluckuntersuchung mit Nahrung und Flüssigkeiten

In der **allgemeinen Untersuchung** wird geprüft, wie die kognitiven und kommunikativen sowie die allgemeinen motorischen Leistungen des Patienten sind. So wird z. B. untersucht, wie wach und aufmerksam der Patient ist, wie er die Umwelt wahrnimmt, ob und wie er sich im Alltag und in der Therapiesituation verständigen kann und ob er Anzeichen einer Apraxie bzw. einer Planungsstörung zeigt. Außerdem werden die Gesamthaltung und die Möglichkeit der Rumpf- und Kopfhaltung untersucht und das Vorhandensein von Paresen, Dystonien, Hyperkinesien oder einer Ataxie überprüft. Sofern es möglich ist, sollten diese Untersuchungen in einem interdisziplinären Team erfolgen oder zumindest Befundberichte der Kollegen aus der Physiotherapie, Ergotherapie, Neuropsychologie u.a. beachtet werden.

Die **Untersuchung der am Schlucken beteiligten Organe** erfolgt ohne Nahrung und umfasst die Ruhebeobachtung, die Überprüfung reflektorischer Reaktionen, willkürlicher Bewegungen und die Einschätzung der Sensibilität. Hierbei werden folgende Organe beurteilt:

- Lippen
- Zähne (oder Zahnersatz)
- Ober- und Unterkiefer
- Gaumen
- Wangen
- Zunge
- Gaumensegel
- Rachen

Die Informationen aus dieser Untersuchung lassen zwar nur bedingt Rückschlüsse auf das Vorhandensein und Ausmaß einer Schluckstörung zu, (siehe Diskussion in Ziegler 2003), geben jedoch wertvolle Hinweise auf mögliche grundsätzlich vorhandene Funktionsstörungen und Fehlmechanismen bzw. deren Ursachen.

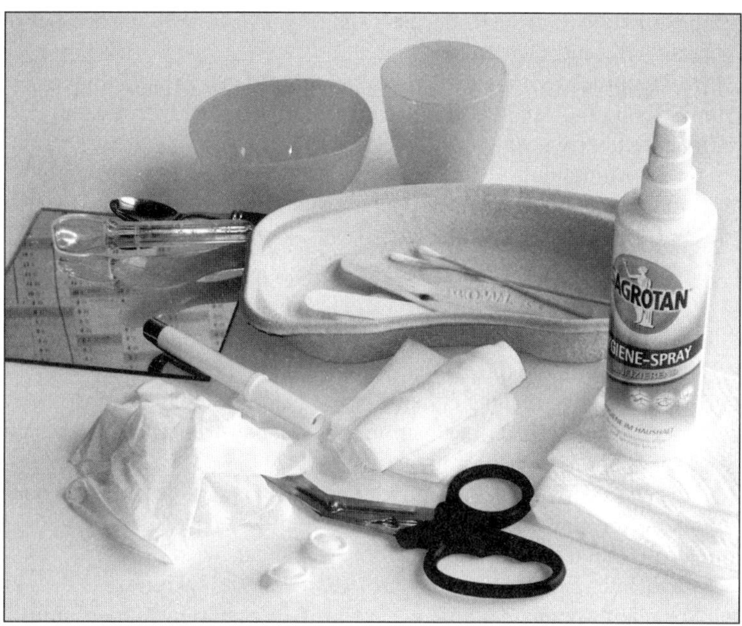

Abbildung 2-3: Untersuchungsmaterialien zur klinischen Befunderhebung

Was untersucht man an den Organen?

Ruhebeobachtung

Form, Lage, Oberflächenbeschaffenheit, Tonus, eventuell vorhandene Hyperkinesen
Während bei Patienten mit mechanisch bedingten Schluckstörungen die Beschreibung der Strukturveränderungen im Vordergrund steht, werden bei neurogenen Erkrankungen evtl. pathologische Tonusveränderungen oder unwillkürliche Bewegungen vermerkt.

Reflexe

Physiologische Reflexe:

- Masseterreflex
- Palatalreflex
- Würgereflex
- Hustenreflex
- Schluckreflex

So genannte „pathologische“ Reflexe (z. B. Rooting-Reflex, Beißreflex) sind ein Anzeichen für wirkende Pathomechanismen. Sie sind z. T. in der kindlichen Entwicklung physiologische Erscheinungen (siehe Kapitel 1.3), zeigen im Erwachsenenalter jedoch pathologische Prozesse an.

Willentliche Bewegungen	Beurteilung nach Radius, Tonus, Tempo, Wiederholbarkeit, Flüssigkeit und Zielgenauigkeit der Bewegungen. Dokumentation des evtl. Vorhandenseins von Hyperkinesen, Suchbewegungen, Ersatzhandlungen, Überschuss- und Minussymptomatik.
Sensibilität	Wie in den vergangenen Kapiteln beschrieben, spielt die Wahrnehmungsfunktion (und die Reflexauslösung) für den ungestörten Schluckvorgang eine entscheidende Rolle. Nach Tumorbehandlungen oder bei neurologischen Erkrankungen sind Sensibilitätsdefizite oft Ursache gestörter Boluskontrolle und Schluckreflextriggerung, z. B.: ▪ in der Mundhöhle ▪ am Gaumenbogen/im Pharynxbereich ▪ im Larynx/in der Trachea

Tabelle 2-1: Beobachtungskriterien bei der Untersuchung der am Schlucken beteiligten Organe

Die klinische Schluckuntersuchung mit Nahrung und Flüssigkeiten erfolgt nun, nachdem die Logopädin schon erste Hypothesen bezüglich der Art und Schwere der Schluckstörung hat. Gewöhnlich werden verschiedene Konsistenzen der Nahrung ausprobiert. Hierbei lassen sich folgende Symptome beobachten:

- Husten und Würgen, z. B. durch Verschlucken, eingeschränkte oder übersteigerte Sensibilität im Rachenraum
- verringerte oder gestörte Zungenbewegungen
- verspätetes Einsetzen oder Ausbleiben des Schluckreflexes
- Speichelfluss aus dem Mund, z. B. durch gestörten Lippenschluss, verringerte Sensibilität im Mundraum
- Ansammlung von Speiseresten in den Wangentaschen oder Hängenbleiben von Nahrungsanteilen am harten Gaumen, z. B. durch Störung der Wangen- oder Zungenmuskulatur oder verringerter Sensibilität im Mundraum
- Austritt von Nahrung aus der Nase, z. B. durch ungenügenden Velopharynxabschluss
- Zusatzbewegungen der Zunge, z. B. Pumpbewegungen bei Morbus Parkinson oder Suchbewegungen nach Resten im Mundraum
- raue, heisere, gurgelnde Stimme, z. B. bei Aspiration/Überlaufen von Speichel oder bei Aphonie oder
- behauchte Stimme infolge Störung des Glottisschlusses Schluckstörung möglich (vor allem bei gleichzeitigem Sensibilitätsverlust)

Bei der Untersuchung des Schluckens mit Nahrungsmitteln beginnt die Logopädin mit der für die Patientin am leichtesten zu schluckenden Konsistenz (meist Breikost) und geht zur nächsten Konsistenz nur über, wenn keine akute Aspirationsgefahr besteht.

2.4 Apparative Diagnostik

Für eine effiziente und effektive Therapieplanung ist neben einer ausführlichen Anamneseerhebung und der nachfolgenden klinischen Diagnostik eine apparative Diagnostik der Schluckfunktionen unumgänglich. Brown und Sonies (1997) formulieren Vorschläge, welche Inhalte eine apparative Schluckuntersuchung idealerweise umfassen sollte:
Sie sollte "depict soft tissues, air, fluid-filled cavities, and the surrounding bone; produce clear images of functional changes in multiple planes and real time; allow viewing of the entire swallow; be non-invasive and risk-free; detect and quantify aspiration; allow objective and repeatable measurements and estimate prognosis and treatment potential"[1] (Brown/ Sonies 1997, 227).
Leider ist eine solche Technik für die Diagnostik der Schluckstörungen noch nicht verfügbar. Trotzdem gibt es einige apparative Untersuchungsmethoden, die jeweils unterschiedliche Potenziale und Grenzen für den Diagnostikprozess haben.

Indikation für apparative Diagnostik

Klare Indikatoren für die Notwendigkeit einer klinischen Schluckuntersuchung werden in den Leitlinien des amerikanischen Sprachtherapeutenverbandes (ASHA 2000) formuliert:

1. Unklare Symptomatik der Patientin bei der klinischen Schluckuntersuchung
2. Bestätigung einer medizinischen Verdachtsdiagnose
3. Bestätigung des Vorliegens einer Dysphagie oder die differenzialdiagnostische Abklärung einer bereits vorliegenden Dysphagie
4. Ernährungseinschränkungen oder Einschränkungen der pulmonalen Funktionen, die im Zusammenhang mit der Dysphagie stehen könnten
5. Die Untersuchung ist notwendig, um eine Empfehlung für die weitere Therapieplanung geben zu können.

Von großer Bedeutung sind hierbei die transnasale Videoendoskopie und die Videofluoroskopie.

2.4.1 Videoendoskopie (FEES; **F**iberoptic **E**ndoscopic **E**valuation of **S**wallowing)

Videoendoskopie

Die Videoendoskopie dient der Untersuchung von Velopharynx und Larynx. Dazu wird eine flexible Fiberoptik in die Nase eingeführt. Zur Beurteilung des Velums liegt die Spitze des Endoskops an der Grenze zwischen muskulärem und knöchernem Nasenboden im hinteren Drittel

1 Sie sollte „weiches Gewebe, Luft, mit Flüssigkeit, gefüllte Hohlräume und umgebendes Knochengewebe darstellen, deutliche Bilder von funktionalen Veränderungen in verschiedenen Ebenen und in Echtzeit produzieren, den gesamten Schluckablauf zeigen, nicht-invasiv und ohne Nebenwirkungen sein, Aspiration erkennen und quantifizieren, wiederholbare und objective Messungen erlauben sowie eine Abschätzung über Prognose und Behandlungspotenzial ermöglichen" (freie Übersetzung durch die Autorinnen)..

des unteren Nasenganges. Will man den velopharyngealen Verschluss beurteilen, ist eine höhere Einführung des Endoskops in der Nasenhöhle erforderlich, um nach entsprechender Krümmung des vorderen Anteils mit Optik und Lichtquelle einen „Aufblick" auf den horizontalen Verschluss zu erreichen. Das ist wichtig für die Beurteilung des velopharyngealen Verschlusses während des Schluckens. Ein weiteres Vorschieben des Endoskops ermöglicht die Beurteilung des Zungengrundes, der Pharynxmuskulatur und des Larynx mit den Stimmlippen und der subglottischen Region.

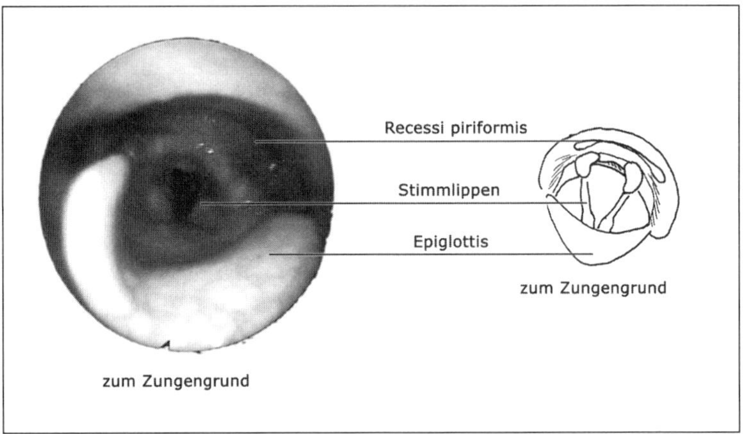

Abbildung 2-4: Blick auf den Larynx während der Videoendoskopie

Ziele der Untersuchung (Bartolome/Schröter-Morasch 2006, 183 ff.):
Beurteilung:

- der am Schlucken beteiligten Strukturen (z.B. Rachen, Kehldeckel, Stimmlippen in Ruhe [siehe Abb. 2-4])
- des Muskeltonus in Ruhe
- von Strukturveränderungen wie Entzündungszeichen (z.B. durch Reflux), Narben, Ödeme, Vorwölbungen der Rachenhinterwand (z.B. bei chronischer Reizung durch retiniertes Material)
- unwillkürlicher Bewegungen wie Myoklonien oder Tremor
- auf Zeichen gestörter Schluckfunktion wie Retentionen von Speichel oder Sekret und Penetration/Aspiration von Speichel oder Sekret
- der Reaktion des Patienten auf Retention, Penetration und/oder Aspiration von Speichel oder Sekret (z.B. reflektorisches Husten, spontanes Räuspern versus keine Reaktion)

Prüfung der Funktionen ohne Nahrung:

- Phonation auf [e:]
- Phonation so laut und hoch wie möglich
- leichtes Atemanhalten (Glottisschluss)
- festes Atemanhalten und Pressen (Verschluss der supraglottischen Strukturen)

- willkürliches Husten (Glottisschluss und supraglottischer Verschluss mit Sprengung)
- Beim Vorhandensein von Retentionen, Penetration und Aspiration Überprüfen der Fähigkeit und Effektivität von Reinigungstechniken

Prüfung mit Nahrung:
- wird durchgeführt, wenn keine Aspirationszeichen vorliegen oder der Patient zum willkürlichen und effektiven Abhusten in der Lage ist.
- Ziel des Vorgehens ist es, die Verarbeitung von Speichel und Nahrung innerhalb der willkürlichen Schluckphasen beurteilen zu können.

Prüfung der Effektivität therapeutischer Manöver:
- Prüfung, ob effektiveres Abschlucken gelingt
- Vermeidung von Penetration und Aspiration
- Verringerung oder Beseitigung von Residuen, Penetration und Aspiration

Prüfung der Sensibilität:
- Ergänzend bietet die flexible Endoskopie die Möglichkeit, die Sensibilität im pharyngolaryngealen Raum zu überprüfen. Dazu wird ein spezielles Rhinopharyngolaryngoskop mit einem Kanal zum Verabreichen eines definierten Luftstroms verwendet (Aviv et al. 1994 und 2000). Bei dieser Untersuchung bekommt der Patient einen Stimulus verabreicht und es wird bewertet, ob und bei welcher Stärke der Patient den Stimulus verspürt. Eine weitere Möglichkeit der Prüfung besteht in der Auslösung des laryngealen Adduktionsreflexes (kurzer Glottisschluss als Reizantwort). Mehrere Autoren weisen in Studien eine Korrelation zwischen pharyngolarygealen Sensibilitätsstörungen und dem Auftreten von Aspirationen nach (vgl. Aviv et al. 1996, 2000, 2002; Setzen et al. 2003 in Bartolome/Schröter-Morasch 2006). Das zeigte sich insbesondere bei zusätzlichen motorischen pharyngealen Defiziten.

Videoendoskopisch lassen sich neben einer Schweregradeinteilung der Aspiration (Tab. 2-2) Art und Ausmaß der Transportstörung semiquantitativ anhand der verbleibenden Residuen feststellen (Schröter-Morasch, 1999).

Grad	Charakteristika
0	keine Aspiration
1	gelegentliche Aspiration bei erhaltenem Hustenreflex
2	permanente Aspiration bei erhaltenem Hustenreflex oder: gelegentliche Aspiration ohne Hustenreflex mit gutem willkürlichen Abhusten
3	permanente Aspiration ohne Hustenreflex mit gutem willkürlichen Abhusten
4	permanente Aspiration ohne Hustenreflex, ohne willkürliches effektives Abhusten

Tabelle 2-2: Endoskopische Schweregradeinteilung der Aspiration (Bartolome/Schröter-Morasch 2006, 206)

Die Videodokumentation erlaubt eine Bild-zu-Bild-Analyse und die Beurteilung durch mehrere Untersucherinnen und ist hilfreich bei der Aufklärung von Patientinnen, Angehörigen sowie dem Pflegepersonal über die notwendigen Therapiemaßnahmen.

2.4.2 Videofluoroskopie (VFSS; Videofluoroscopic Swallowing Study)

Videofluoroskopie

Bei der Videofluoroskopie handelt es sich um eine Untersuchung, die vom Radiologen durchgeführt wird mit dem Ziel, den Schluckakt zu beurteilen. Die Untersuchung erfolgt an einem konventionellen Durchleuchtungsarbeitsplatz mit Bildverstärker-Fernsehkette. Die früher häufig verwendete Hochfrequenzkinematografie wird heute fast überall durch die Videofluoroskopie abgelöst. Bei dieser Untersuchung wird das Videosignal, welches am Bildverstärkerausgang abgenommen wird, von einem leistungsstarken Videorekorder aufgezeichnet. Damit wird es möglich, die Untersuchungssequenz sofort zu beurteilen und somit den Untersuchungsgang individuell auf den Patienten anzupassen. Dabei müssen sowohl die bei der Untersuchung eingenommene Körperhaltung als auch Größe und Konsistenz des Bolus entsprechend dem Beschwerdebild des Patienten angepasst werden, um z. B. Aspirationen zu vermeiden.
Die Untersuchung erfolgt im posterior-anterioren und im latero-lateralen Strahlengang und stellt die Boluspassage von der oralen Vorbereitungsphase bis zur ösophagealen Phase dar (vgl. Hannig/Hannig in Bartolome/Schröter-Morasch 2006, 99 ff.).

Zur Darstellung des Schluckaktes wird der Patientin ein Kontrastmittel verabreicht. Als Kontrastmittel stehen hierbei sowohl Bariumpräparate (z. B. Micropaque flüssig) als auch nicht-ionische, annähernd isoosmolare Kontrastmittel (z. B. Isovist) zur Verfügung. Letztere werden bei bereits bekannter Aspiration oder bei anamnestisch begründetem Verdacht auf Aspiration eingesetzt (siehe auch AMWF 2005).

Hannig und Hannig (in Bartolome/Schröter-Morasch 2006, 99 ff.) weisen drauf hin, dass bereits bei geringem Aspirationsverdacht unter Durchleuchtung nur einige Schlucke Wasser gereicht werden, wobei das Schluckvolumen von 2 bis 15 ml gesteigert wird. Kommt es infolge dieser 3 bis 5 Probeschlucke im lateralen Strahlengang zu keiner Aspiration, dann erfolgt die Untersuchung mit einem Bariumpräparat mittlerer Viskosität. Möchte man die Schluckfunktion mit breiigen oder festen Konsistenzen beurteilen, dann besteht die Möglichkeit, das Kontrastmittel anzudicken oder mit den entsprechenden Speisen zu vermengen.

Üblicherweise werden bei der Untersuchung flüssige, halbfeste, feste und fest-flüssige Boluspräparate beurteilt (vgl. Hannig/Hannig in Bartolome/Schröter-Morasch 2006). Wenn man für jede geprüfte Konsistenz eine Untersuchungsdauer von fünf Minuten annimmt, so dauert eine Untersuchung mit drei Konsistenzen (z. B. breiige, feste und flüssige Konsistenz) 15 bis 20 Minuten, wobei die reine Durchleuchtungszeit circa drei bis vier Minuten beträgt. Ein Großteil der Untersuchung entfällt in der Regel auf die Durchleuchtung in seitlicher Ansicht. Die Aufnahmen von vorn erfolgen gewöhnlich am Schluss und dauern nur wenige Minuten, um zum Beispiel die Abgrenzung einer einseitigen von einer beidseitigen Pharynxparese vornehmen zu können (siehe auch Arbeitsgemeinschaft der Wissenschaftlichen Medizinischen Fachgesellschaften e. V. [AWMF], 2005).

Den AWMF-Leitlinien für neurogene Dysphagie folgend sollten Beurteilerinnen von Videofluoroskopiebildern ausreichend lang (≥ ½ Jahr) und an mindestens 300 Patienten unter Aufsicht einer erfahrenen Radiologin trainiert worden sein (vgl. AWMF 2005).

Ziel der Untersuchung (Bartolome/Schröter-Morasch 2006)
Das Ziel der Untersuchung liegt vor allem in der Beurteilung von strukturellen und funktionellen pathologischen Befunden der am Schlucken beteiligten Strukturen und in der Beschreibung von Aspirationen.

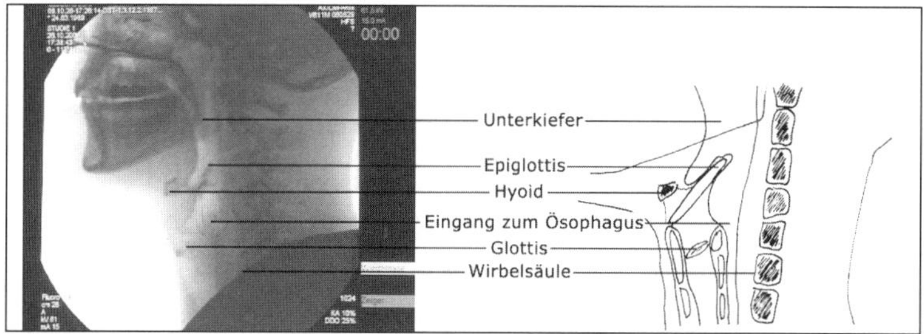

Abbildung 2-5: Seitliche „Röntgenansicht" während des Schluckvorganges

Die Aspiration stellt für den menschlichen Organismus die bedrohlichste Folge der Dysphagie dar und erfordert deshalb besondere Aufmerksamkeit während der videofluoroskopischen Untersuchung. Während der Untersuchung lassen sich folgende Formen von Aspiration erkennen:

Prädeglutitive Aspiration – Aspiration vor dem Schluckakt
In der Entstehung von prädeglutitiven Aspirationen sind zwei Pathomechanismen von Bedeutung:

- sensorische Störungen im Bereich des Oropharynx als Ursache für die fehlende Schluckreflextriggerung
- Störung der oralen Boluskontrolle

Intradeglutitive Aspiration – Aspiration während des Schluckaktes
Diese Aspirationsform geht häufig mit einer größeren Aspirationsmenge einher und liefert demzufolge eindrucksvolle videofluoroskopische Bilder. Typischerweise zeigt sich hier eine Symptomtrias:

- gestörte laryngeale Peristaltik
- eingeschränkte Larynx- und Hyoidelevation
- Dyskinese des oberen Ösophagussphinkters

Bei Patienten nach Kehlkopfteilresektion und bei Patienten mit Hirnstammläsionen ist diese Trias besonders charakteristisch (Oelerich 2000).

Postdeglutitive Aspiration – Aspiration nach dem Schluckakt
Ursächlich für das Entstehen einer postdeglutitiven Aspiration sind die hypopharyngealen Retentionen. Nach dem Ablauf des Schluckreflexes kommt es bei der Umstellung auf die Atmung zu einer Verkleinerung des hypopharyngealen Raumes durch die Kaudal- und Dorsalbewegungen des Larynx. Das hypopharyngeal retinierte Material kann somit in die sich öffnende Glottis gleiten. Mitunter führt auch erst die Tonisierung der Pharynxmuskulatur bei der Einleitung des nächsten Schluckaktes zu einer Aspiration (Oelerich 2000).
Mittels „diagnostic Barium swallow" können u. a. der Schweregrad (Tab. 2-3), die Art der Dysphagie (prä-, intra- oder postdeglutitive Penetration/Aspiration), mögliche Störungen der Funktion des oberen Ösophagussphinkters und muskuläre Defizite geprüft werden.

Grad	Charakteristika
0	keine Penetration oder Aspiration
1	Penetration in den Aditus und Ventriculus laryngis
2	Aspiration < 10 % des Bolus bei erhaltenem Hustenreflex
3	Aspiration < 10 % des Bolus bei gestörtem Hustenreflex bzw. > 10 % bei erhaltenem Hustenreflex
4	Aspiration > 10 % bei gestörtem Hustenreflex

Tabelle 2-3: Radiologische Schweregradeinteilung von Penetrationen/Aspirationen (Hannig/Hannig in Prosiegel 2002, S. 85f)

Mithilfe der Videofluoroskopie kann auch die Wirksamkeit von diätischen Maßnahmen (z. B. Einsatz verschiedener Konsistenzen oder Applikationsarten) und/oder von Haltungsänderungen bzw. Schlucktechniken untersucht werden (Ekberg 1997).

2.4.3 Nutzen und Praktikabilität der beiden Verfahren

Bei der Videoendoskopie handelt es sich um ein Verfahren, welches:
+ kostengünstig ist
+ transportabel und damit auch bei bettlägerigen Patienten einsetzbar ist
+ auch bei weniger kooperativen Patienten einsetzbar ist
+ für Kinder geeignet ist
+ nicht invasiv ist, keine Strahlenbelastung mit sich bringt und damit beliebig oft wiederholbar ist
+ Strukturen und Einzelfunktionen beurteilt, die radiologisch nicht oder nur unzureichend erfasst werden können (z. B. Entzündungen)
+ die Aspiration von Speichel nachweist, die beim Schlucken von Fremdsubstanzen wie z. B. Kontrastmittel nicht nachweisbar sind
– den Schluckvorgang nicht im vollständigen Ablauf erfasst
– die Menge des aspirierten Materials kann nicht eingeschätzt werden

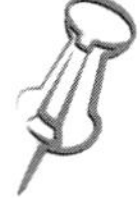

Bei der Videofluoroskopie handelt es sich um ein Verfahren, welches:
+ den Schluckvorgang im vollständigen Ablauf erfasst
+ eine Beurteilung der Larynxfunktion während des Schluckens zulässt
+ eine Beurteilung des Ösophagus zulässt
– eine hohe Strahlenbelastung mit sich bringt
– für unkooperative Patienten eher nicht geeignet ist

Die Nachteile der endoskopischen Untersuchung machen deutlich, dass Aspirationsursachen durch diese Untersuchung allein nicht immer ausreichend erkannt werden können. In diesen Fällen ist eine radiologische Untersuchung als ergänzende Methode unverzichtbar.

2.4.4 Weitere apparative Untersuchungsverfahren

Manometrie

Unter Manometrie versteht man die physikalische Druckmessung mittels Manometer in einem abgeschlossenen Raum. Dieses Verfahren wird in der Medizin unter anderem angewendet, um die durch das Schlucken ausgelöste propulsive Kontraktionswelle im Pharynx, den Ruhetonus und die mit dem Schlucken verbundene Erschlaffung des pharyngoösophagealen Sphinkters zu bestimmen. Ebenso wird die Koordination von der Kontraktionswelle und Sphinkterrelaxation manometrisch erfasst. Angewendet wird diese Untersuchung bei Verdacht auf Ösophagusmotilitätsstörungen sowie als Voruntersuchung geplanter Myotomien oder bei Operationen eines Zenkerdivertikels (Denk-Linnert/Bigenzahn in Friedrich/Bigenzahn/Zorowka 2008). Zur Beurteilung der Druckänderungen im Bereich des oberen Ösophagussphinkters wird mit Erfolg eine weitere Methode, die sogenannte Videomanometrie kombiniert. Zum

andere apparative Verfahren

Nachweis einer Refluxkrankheit ist die Kombination aus Manometrie und ph-Metrie indiziert.

Szintigrafie

Die Szintigrafie ist ein bildgebendes Verfahren aus der nuklearmedizinischen Diagnostik. Hierbei werden radioaktiv markierte Stoffe/ Lebensmittel in den Körper eingebracht, die sich im zu untersuchenden Zielorgan anreichern und anschließend mit einer speziellen Kamera, von der die abgegebene Strahlung aufgefangen wird, sichtbar gemacht werden können. Es können also die Menge des zu schluckenden Bolus, die tatsächlich geschluckte Bolusmenge und Bolusreste im Oropharynx dargestellt und analysiert werden (Hamlet 1996 aus Geißler 2007, 17). Insbesondere die Untersuchung der ösophagealen Phase lässt sich mit dieser Technik sehr akkurat durchführen (Brown/Sonies 1997 aus Geißler 2007, 17). Die Abläufe der oralen Phase lassen sich jedoch mit Szintigrafie nicht darstellen.

Computertomografie (CT)

Die konventionelle CT wird zur Erkennung von strukturellen Veränderungen im Bereich des Pharynx und Ösophagus eingesetzt. Dieses Untersuchungsverfahren lässt jedoch keine Beurteilung der Schluckfunktion zu (vgl. Bartolome/Schröter-Morasch 2006, 121).

Magnetresonanztomografie (MRT)

Das MRT ermöglicht die direkte Analyse des Schluckaktes. Einen großen Nachteil stellt jedoch die liegende Untersuchungsposition des Patienten dar. Mittlerweile gibt es zwar offene MRT-Geräte, die eine sitzende Position des Patienten erlauben, aber diese Geräte besitzen kein für dynamische Studien ausreichendes Magnetfeld. Dank der technischen Entwicklung wird sich aber auch hier in Kürze eine zufriedenstellende Lösung erwarten lassen (vgl. Bartolome/Schröter-Morasch 2006, 121 ff.)

Sonografie (Ultraschall)

Die Sonografie ist das am häufigsten genutzte bildgebende Verfahren in der Medizin. Ihr unbestrittener Vorteil liegt in der Unschädlichkeit der genutzten Schallwellen und der häufigen Verfügbarkeit der Untersuchungstechnik.

Im Rahmen der Dysphagiediagnostik stellt die Sonografie einen weiteren diagnostischen Ansatz zur Beurteilung der Oralmotorik, vor allem der Zungenfunktion, dar. Sie kann auch am Krankenbett zur Therapiekontrolle eingesetzt werden. Hierzu wird eine entsprechende apparative Ausrüstung sowie genügend Erfahrung des Untersuchers in der Durchführung und Deutung der Untersuchung benötigt. Hannig/Hannig in Bartolome/ Schröter-Morasch (2006, 120) beschreiben die Untersuchung wie folgt: „Zur Beurteilung der oralen Boluskontrolle und -propulsion wird als „Negativ-Kontrast“ ein Standard-Bolus von 10 ml Wasser in die Mundhöhle des Patienten eingebracht. Zur Vermeidung störender Reflexe hat es sich bewährt, die Flüssigkeit vor der Applikation mit einem Magnetrührwerk zu entgasen.

In koronarer und sagittaler Schnittführung sind zu erkennen:
- Zungensulkus
- „Löffelfunktion" der Zunge
- „Rampenform" des Zungengrundes während der Bolusentleerung
- etwaige Zungenatrophie

Bei optimaler Ankoppelung ist eine qualitative Beurteilung der Velumfunktion möglich." (Bartolome/Schröter-Morasch 2006, 120).
Bei Kombination vom sogenannten B(right)- und M(otion)-Modus lassen sich mithilfe geeigneter Software auch zeitliche Aspekte der Zungenbewegungen bis auf die Millisekunde darstellen und auf den Schluckablauf der oralen Phase übertragen.

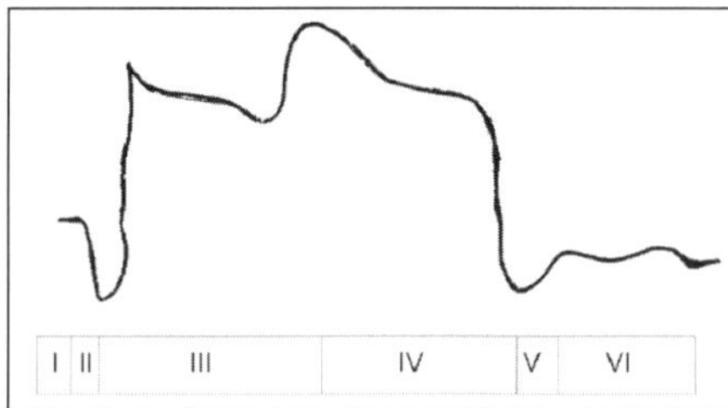

Abbildung 2-6: Ultraschalldarstellung der Zunge im M-Modus (aus Geißler 2007, 37)

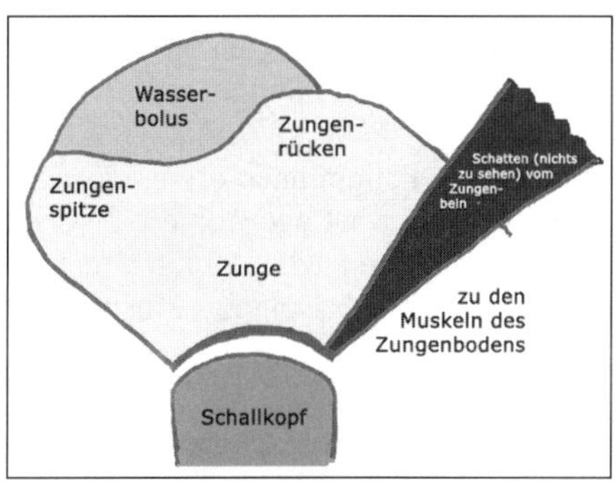

Abbildung 2-7: Ultraschalldarstellung der Zunge im B-Modus (aus Brown/Sonies 1997, 231)

Einschränkungen erfährt das Verfahren durch das Zungenbein und Teile des Kehlkopfes, da Knochen und Knorpel ein Hindernis für die Schallwellen darstellen und somit nur schwarze Schatten erkennbar sind. Eine weitere Einschränkung der Untersuchungstechnik für den Einsatz in der Klinik stellt die notwendige – nicht unerhebliche – Einarbeitungszeit für den Untersucher dar.

Zervicale Auskultation (ZA)

Bei der zervikalen Auskultation wird über aufgenommene Geräusche während des Schluckvorgangs auf den Schluckablauf geschlossen. Über ein Stethoskop oder kleine Mikrofone, die die Schluckgeräusche verstärken, werden so einzelne Ereignisse des Schluckes (z. B. Verschluss und Öffnung der Epiglottis, Öffnung der Stimmlippen) erkennbar. Insbesondere das Funktionieren der Schutzmechanismen der Atemwege und eine zeitliche Einschätzung der Schluckabläufe während der pharyngealen Phase sind hierdurch erkennbar.

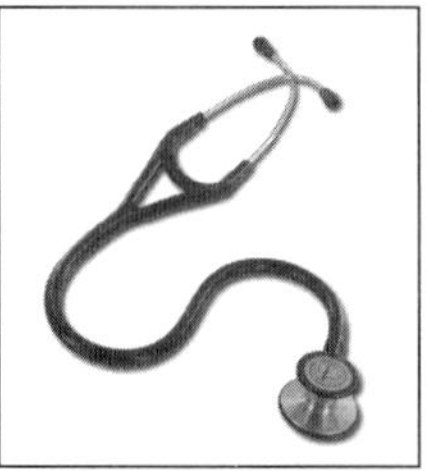

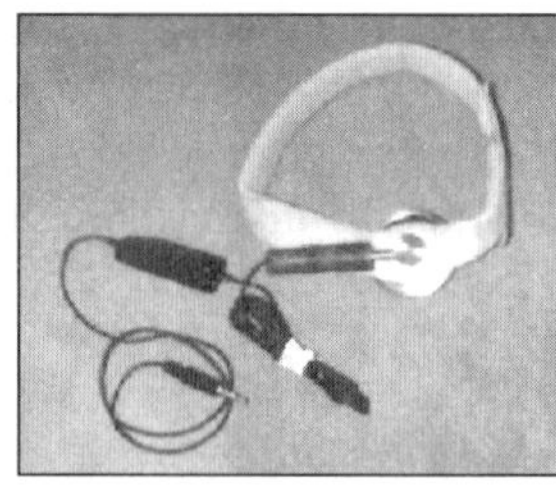

Abbildung 2-8 und 2-9: Stethoskop und Auskultationsband (aus McKaig 2002, 115, 119), beide zur CA geeignet

Einige Forscher haben begonnen, physiologische Schluckmuster zu sammeln und Normierungsdaten zu erheben (vgl. McKaig 2002, Borr/Hielscher-Fastabend 2009). Somit könnten pathologische von physiologischen Schluckmustern unterschieden werden. Die Datengrundlage hierfür ist zum jetzigen Zeitpunkt jedoch noch sehr gering (Leslie 2009, 55 ff. in Stanschus 2009), sodass die zervikale Auskultation zzt. höchstens als ergänzendes aber nicht die FEES und VFS ersetzendes Untersuchungsverfahren geeignet ist.

Elektromyografie (EMG)

Die Elektromyografie wird in Böhme (2003) als ein Verfahren definiert, bei dem Muskelaktionspotenziale motorischer Einheiten abgeleitet werden. Über bipolare Nadelelektroden, die intramuskulär am Körper angebracht werden, „lassen sich Potenzialschwankungen einer motorischen Einheit ableiten" (Böhme 2003, 183) und über einen Verstärker auf einem Oszillografen sichtbar machen.

Da Nadelelektroden von den untersuchten Patientinnen oft als unangenehm empfunden werden (und in Deutschland von Logopädinnen sowieso nicht eingesetzt werden dürfen), wurden in den letzten Jahren Versuche unternommen, das Oberflächen-EMG (sEMG) als Diagnostikinstrument einzusetzen.

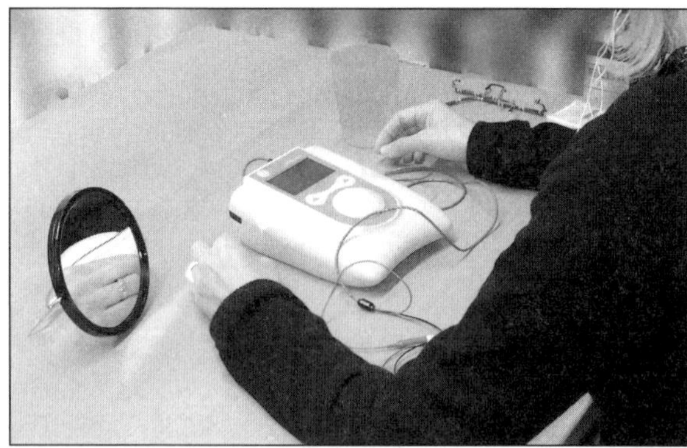

Abbildung 2-10: sEMG-Gerät

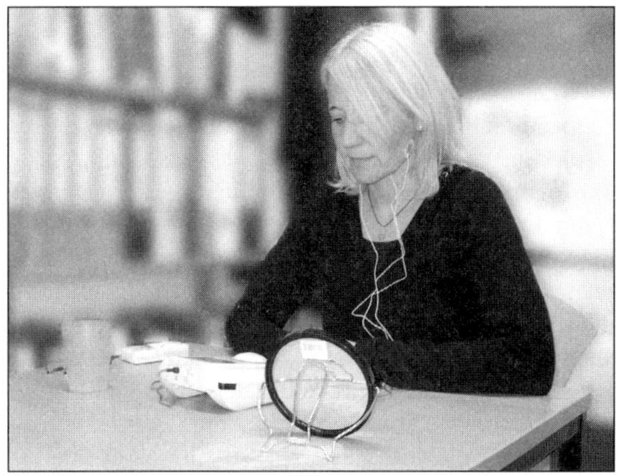

Abbildung 2-11: sEMG-Gerät – mögliche Anbringung der Elektroden

Anders als bei der EMG erfolgt die Messung nicht intramuskulär durch Nadelelektroden, sondern über Oberflächenelektroden, die auf der Haut direkt auf einen Muskel angeklebt werden. Einige Autoren (z. B. Ding et al., 2002) beschreiben diese Untersuchungstechnik schon heute als ein reliables, nicht invasives Verfahren für die Aufzeichnung von mehreren willkürlichen oder unwillkürlichen Muskelaktivitäten unter der Haut. Da es bisher aber nur wenige Normdaten für den intakten Schluckakt gibt (z. B. Crary et al. 2006, 2007; Pra/Althoff 2009), ist die Aussagekraft der festgestellten Werte heute noch sehr eingeschränkt.

Bronchoskopie

Die Bronchoskopie dient der Untersuchung der Atemwege. Es ist eine Untersuchung des Bronchialsystems mit einem biegsamen Spezialendoskop (Bronchoskop). Dies ist ein Gerät mit einer kleinen Kamera, die am Ende eines Schlauchs angebracht ist. Zudem enthält das Bronchoskop ein Stablinsensystem zur Vergrößerung eine Lichtquelle und meist eine Spül- und Absaugvorrichtung. So lassen sich die Atemwege von innen betrachten und es wird eine direkte Erfassung der Art und Menge des aspirierten Materials sowie entzündlicher Reaktionen des Bronchialsystems möglich. Man kann mit dieser Untersuchung mikrobiologisches Untersuchungsmaterial gewinnen und Fremdmaterial entfernen. Bei tracheotomierten Patienten gibt die Bronchoskopie zusätzlich Auskunft über das Tracheostoma und ermöglicht die Abtragung von Granulationen.

Ösophaguskopie

Bei der Ösophagusskopie handelt es sich um die endoskopische Untersuchung der Speiseröhre. Sie dient der Abklärung ösophagealer Dysphagien und eventuell der Probeentnahme von Gewebe z. B. bei Tumoren.

2.5 Logopädische Diagnose

Nach den oben beschriebenen Untersuchungen und Befragungen kann die Logopädin alle Informationen aus der subjektiven Beschwerde, Anamnese, klinischen und apparativen Untersuchung zusammenfassen und eine logopädische Diagnose formulieren. Hierbei beschreibt sie nicht nur Symptome der Schluckstörung, pathophysiologische Zusammenhänge und Strukturschädigungen (Körperfunktion und Körperstruktur), sondern muss vor allem deren Auswirkungen auf das Essen und Trinken allgemein und im Alltag sowie andere Alltagsfähigkeiten und -tätigkeiten einschätzen. Hierbei wird sie für eine zielgerichtete Therapie sowohl Einschränkungen als auch Ressourcen beachten müssen. Die ICF (Internationale Klassifikation der Funktionsfähigkeit, Behinderung und Gesundheit) bietet hierfür ein geeignetes Klassifikationsschema.

Exkurs: Die Internationale Klassifikation der Funktionsfähigkeit, Behinderung und Gesundheit (ICF):
Die ICF ist das Nachfolgemodell der revidierten Fassung der ICIDH (vgl. DIMDI 2005). Sie ermöglicht die Beschreibung des Gesundheitszustandes eines Menschen über den medizinischen Status hinaus. So können neben Strukturschädigungen und Funktionseinschränkungen Folgen derselben für den Alltag und der Einfluss von äußeren und inneren Kontextfaktoren für die Teilhabe der Betroffenen kodiert werden.

ICF

Die ICF besteht aus zwei Teilen mit je zwei Komponenten:

(1) Funktionsfähigkeit und Behinderung mit
  - (a) Körperfunktionen und -strukturen sowie
  - (b) Aktivitäten und Partizipation (=Teilhabe) und

(2) Kontextfaktoren mit
  - (c) Umweltfaktoren sowie
  - (d) Personbezogenen Faktoren.

Jede Komponente kann durch entsprechende Codes in positiven oder negativen Begriffen ausgedrückt werden.
Alle Komponenten greifen ineinander und beeinflussen sich gegenseitig. Somit ermöglicht die ICF eine sehr individuelle Beschreibung des Gesundheitszustandes von Menschen mit Dysphagie.

Modell ICF

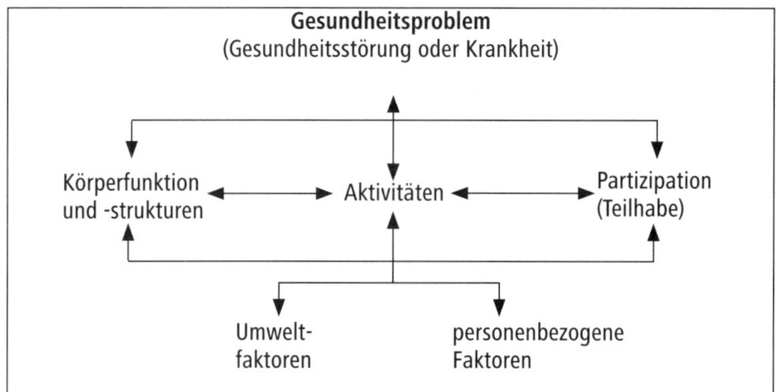

Abbildung 2-12: Modell der ICF nach Rentsch/Bucher (2006, 25)

Die Körperstrukturen, die direkten Einfluss auf den Schluckablauf haben, sind in Tab. 2-4 gelistet. Die Körperfunktionen werden in Tab. 2-5 aufgezählt. Hierbei werden bei den Körperfunktionen zunächst die obligatorischen Codes genannt, danach Funktionen, die starken Einfluss auf den Schluckablauf haben können, aber nicht müssen.

Code		Beschreibung der Körperstruktur
s320		Struktur des Mundes
	s3200*	Zähne
	s3201	Zahnfleisch
	s3202	Gaumen
	s3203	Zunge
	s3204**	Lippen
s330		Struktur des Rachens
	s3300	Nasopharynx
	s3301	Oropharynx
s340		Struktur des Kehlkopfes
	s3400	Stimmlippen
s510		Struktur der Speicheldrüsen
s520		Struktur des Ösophagus

* Neben einer Klassifikation der ersten Ebene (z. B. s320) lassen sich alle Beschreibungen auch konkreter in einer zweiten Ebene klassifizieren (z. B. s3200)

** Für alle Kategorien gibt es eine Möglichkeit, nicht weiter definierte Strukturen/Funktionen zu beschreiben (z. B. s3208 – Strukturen des Mundes, anders bezeichnet; s3209 – Strukturen des Mundes, nicht weiter bezeichnet). Auf diese Möglichkeit wird hier aus Platzgründen verzichtet.

Tabelle 2-4: Körperstruktur im Modell der ICF

Code		Beschreibung der Körperfunktion
b510		Funktion der Nahrungsaufnahme
	b5100	Saugen
	b5101	Beißen
	b5102	Kauen
	b5103	Handhabung von Speisen im Mund
	b5104	Speichelfluss
	b5105	Schlucken (z. B. b51050 orales Schlucken)
b110		Funktion des Bewusstseins
b117		Funktion der Intelligenz
b130		
	b1301	Motivation
	b1302	Appetit
b140		Funktion der Aufmerksamkeit
b144		Funktion des Gedächtnisses
b147		Psychomotorische Funktion
b156		Funktion der Wahrnehmung
b164		Höhere kognitive Funktionen
	b1644	Einsichtsvermögen
	b1646	Problemlösung
b176		Mentale Funktionen, die die Durchführung komplexer Bewegungshandlungen betreffen
b210		Funktion des Sehens
b250		Funktion des Schmeckens
b255		Funktion des Riechens
b260		Funktion der Propriorezeption
b265		Funktion des Tastens
b270		Sinnesfunktion bezüglich der Temperatur u.a. Reize
b535		Mit dem Verdauungssystem verbundene Empfindung
b730		Funktion der Muskelkraft
b735		Funktion des Muskeltonus
b740		Funktionen der Muskelausdauer

Tabelle 2-5: Körperfunktion im Modell der ICF

Da Schlucken nicht nur eine Funktion der Nahrungsaufnahme sondern in allen Kulturen auch mit sozialen Ereignissen wie Essen, gemeinsam Feiern und anderem verbunden ist, müssen bei der Einschätzung der Art und Schwere einer Schluckstörung auch solche Aktivitäten und Handlungen beachtet werden. Die Codes der Aktivität und Teilhabe, die direkt mit Dysphagie zu tun haben können, sind in Tab. 2-6 beschrieben. Handlungen aus den Bereichen der Aktivität und Partizipation, die indirekt durch Dysphagie betroffen sein können, werden in Tab. 2-7 genannt.

Code	Beschreibung
d550	Essen: Die koordinierten Handlungen und Aufgaben durchzuführen, die das Essen servierter Speisen betreffen, sie zum Mund zu führen und auf kulturell akzeptierte Weise zu verzehren, Nahrungsmittel in Stücke zu schneiden oder zu brechen, Flaschen und Dosen zu öffnen, Essbesteck zu benutzen, Mahlzeiten einnehmen, zu schlemmen oder zu speisen
d560	Trinken: Ein Gefäß mit einem Getränk in die Hand zu nehmen, es zum Mund zu führen und den Inhalt in kulturell akzeptierter Weise zu trinken, Flüssigkeiten zum Trinken zu mischen, zu rühren, zu gießen, Flaschen und Dosen zu öffnen, mit einem Strohhalm zu trinken oder fließendes Wasser wie z. B. vom Wasserhahn oder aus einer Quelle zu trinken; trinken an der Brust (Säugling)

Tabelle 2-6: Tätigkeiten aus dem Bereich Aktivität & Partizipation mit direktem Bezug zum Schlucken

Code	Beschreibung
d630	Vorbereitung von Mahlzeiten (z. B. Abschmecken beim Kochen)
d850	Bezahlte Tätigkeit (z. B. geregelte Arbeitszeit inkl. Mittagspause)
d9100	Informelle Vereinigungen (bei Gemeinschaftsleben)
d9102	Formelle Vereinigungen (z. B. Geschäftsessen)
d9191	Feierlichkeiten (z. B. Hochzeitsbankett)
d920	Erholung und Freizeit (z. B. Grillabend)
d9300	Organisierte Religion (z. B. Teilnahme am Abendmahl)

Tabelle 2-7: Tätigkeiten/Bereiche aus dem Bereich Aktivität & Partizipation mit indirektem Bezug zum Schlucken

Die Kontextfaktoren, die fördernd oder hemmend für die Teilhabe wirken können, wurden bisher nur teilweise kodiert. So gibt es für persönliche Faktoren wie Leistungsbereitschaft, Lernverhalten, Motivation u.a. kein Kodierungssystem. Trotzdem haben persönliche Einstellungen und Werte großen Einfluss auf die Teilhabe am gesellschaftlichen Leben. Umweltfaktoren werden wie in Tab. 2-8 kodiert.

Code	Beschreibung	Code	Beschreibung
e1100	Lebensmittel (z. B. passierte Nahrungsmittel sind leichter zu schlucken als feste)	e320	Freunde (z. B. der enge Freundeskreis legt großen Wert auf Tischsitten, was der Patientin die Teilnahme an gemeinsamen Essen erschwert)
e115	Produkte und Technologien zum persönlichen Gebrauch im täglichen Leben (z. B. Besteck, dass das Essen erleichtert)	e340	Persönliche Hilfs- und Pflegepersonen (z. B. Pflegedienst, der beim Essen hilft oder das Management der PEG übernimmt)
e240	Licht (z. B. Erkennen der Nahrungskonsistenz)	e410	Individuelle Einstellung des engsten Familienkreises (z. B. Akzeptanz des Essproblems innerhalb der Familie)
e250	Laute und Geräusche (z. B. Kochgeräusche, die einer Patientin mit Demenz das Schlucken ermöglichen)	e450	Individuelle Einstellung des Gesundheitspersonals (z. B. Ungeduld/wenig Zeit der Pflegekräfte)
e310	Engster Familienkreis (z. B. Unterstützung durch den Ehemann, der passierte Kost zubereitet)	e580	Dienste, Systeme und Handlungsgrundsätze des Gesundheitswesens (z. B. Finanzierung der Dysphagietherapie)

Tabelle 2-8: Kontextfaktoren

2.6 Fallbeispiel

2.6.1 Subjektive Beschwerde und anamnestische Daten

Frau A. war bei der logopädischen Aufnahmeuntersuchung schläfrig, jedoch auf Ansprache erweckbar. Die Ernährung erfolgte über eine angelegte PEG. Frau A. trug eine geblockte Trachealkanüle. Somit konnte sie keine Angaben zum persönlichen Befinden machen und die Kommunikation war nur nonverbal möglich.
Die Patientin war am Tag vor der Einlieferung in das Klinikum gestürzt, dann selbstständig aufgestanden, nach Hause gelaufen und dort zusammengebrochen. Sie wurde in ihrer Wohnung von der Nachbarin gefunden, die den Notarzt benachrichtigte. Frau A. war zum Zeitpunkt ihrer Einlieferung nicht bei Bewusstsein. Im Ergebnis der klinischen Untersuchung und des MRT wurde eine ausgedehnte Subarachnoidalblutung links diagnostiziert. Im Rahmen einer OP wurde ein Teil der

Schädeldecke entfernt, welche später wieder eingesetzt werden soll. In der folgenden Woche erlangte sie das Bewusstsein zurück, war jedoch immer noch somnolent.
Ein Anamnesegespräch mit der Patientin war aufgrund der oben beschriebenen Situation nicht möglich. Auch eine Fremdanamnese konnte nicht erhoben werden, da die Patientin allein lebte und keine Angehörigen ermittelt werden konnten. Soziale Kontakte unterhielt sie zu ihrer Nachbarin, die einen Schlüssel zur Wohnung der Patientin besaß. Frau A. ist Altersrentnerin. Welchen Beruf sie vor ihrer Erkrankung ausübte, ist nicht bekannt.

2.6.2 Klinische Befunderhebung

Frau A. liegt schläfrig im Bett und wird über eine Magensonde ernährt. Aufgrund der größtenteils geblockten Kanüle ist sie im Moment nicht in der Lage verbal zu kommunizieren, und auch eine nonverbale Kommunikation ist durch die Situation erschwert: Frau A. wird intensivmedizinisch überwacht, d.h., an einem Arm ist das Blutdruckmessgerät angelegt, an der anderen Hand wird die Sauerstoffsättigung gemessen. Eine Möglichkeit der Kommunikation besteht über ihre Mimik und Gestik insofern, dass sie den Kopf schütteln oder mit ihm nicken kann und über ihren Gesichtsausdruck in der Lage ist, ihr Befinden oder ihre Wünsche auszudrücken. Kommunikative Hilfen wurden mit ihr noch nicht erarbeitet. Sie nimmt am Alltagsgeschehen nicht teil. Sie reagiert auf Ansprache durch Öffnen der Augen.
Grobmotorische Bewegungen, wie z.B. Heben der Hand führt sie selbstständig nicht aus. Mit intensiver Unterstützung (zwei Therapeutinnen und Lagerungsmaterial) kann sie kurzfristig am Bettrand aufgesetzt werden. Während der Untersuchung des Gesichtes und der am Schlucken beteiligten Organe kann sie einige der geforderten Bewegungen initiieren (z.B. Stirnrunzeln, Zungenbewegungen innerhalb und außerhalb des Mundes, Mundschluss des ansonsten offenen Mundes). Insbesondere nach taktiler Stimulation (siehe auch „Grundstimulation" in Kapitel 3.2.3) kann sie schluckrelevante Bewegungen ausführen und schluckt spontan. Hierbei wirkt der Schluckreflex verspätet, und die Bewegungen sind wenig kraftvoll. Palatal- und Würgereflex sind nicht auslösbar. Husten ist auf Aufforderung kraftlos möglich.

2.6.3 Apparative Diagnostik bzw. Testverfahren

In der FEES kann für Breikost (Joghurt) verspätet ein Schluckreflex ausgelöst werden. Trotzdem sind Zeichen von Penetration/Aspiration erkennbar. Ein zum Teil schwaches Husten und Nachschlucken ist dann auf Aufforderung möglich, sodass bei genügender Wachheit Kleinstmengen von Nahrung gegeben werden können. Der Hustenreflex ist nicht auslösbar. Das Ergebnis der Untersuchung entspricht dem Wert 2 der Schweregrad-

einteilung der Aspiration nach Bartolome und Kolleginnen (Bartolome/ Schröter-Morasch 2006, 206). Es erfolgt keine weitere Untersuchung mit Nahrung.
Eine Schweregradbestimmung der Dysphagie auf Aktivitätsebene erfolgt durch den Bogenhausener Dysphagiescore (BODS) von Bartolome/ Schröter-Morasch (2006): Die Beeinträchtigung des Speichelschluckens (BODS-1) wird mit Score 6 bewertet. Das bedeutet, die Patientin hat eine geblockte Trachealkanüle, die zeitweise entblockt werden kann. Die Beeinträchtigung der Nahrungsaufnahme wird mit Score 7 bewertet. Das bedeutet, die Patientin wird fast ausschließlich über die Sonde ernährt. Sie kann in der Therapiesituation jedoch Kleinstmengen pürierter Nahrung zu sich nehmen. Daraus ergibt sich in der Einzelbewertung (BODS-1 oder BODS-2) und in der Gesamtbewertung eine schwere Dysphagie (siehe auch Abb. 2-13).

2.6.4 Logopädische Diagnose

Körperfunktion und Struktur:

- Strukturschädigung des Gehirns nach SHT 3. Grades und Subarachnoidalblutung
- schwere Dysphagie mit gestörtem Mundschluss, Kaustörungen und eingeschränkter Bolusverarbeitung in der oralen Phase; Schluckreflex ist verzögert auslösbar; weitere pharyngeale und ösophageale Phasen sind momentan nicht sicher beurteilbar und sehr wahrscheinlich beeinträchtigt
- Beatmung erfolgt durch Trachealkanüle
- Störung der Aufmerksamkeit
- eine Umlagerung im Bett ist nur mit viel Unterstützung möglich

Aktivität und Partizipation:

- Unfähigkeit, Ess- und Trinkaktivitäten selbst auszuführen; mit Unterstützung und bei genügender Wachheit kann Frau A. Kleinstmengen Breikost essen
- keine Möglichkeit mit der Umwelt verbal zu kommunizieren, Wünsche und Bedürfnisse zu äußern oder Gespräche zu führen; einfache nonverbale Kommunikation ist über Mimik und Gestik möglich
- keine aktive Fortbewegung oder selbstständige Änderung einer Position/Körperhaltung innerhalb und außerhalb des eigenen Zimmers möglich
- Frau A. kann sich nicht selbstständig versorgen oder einen Haushalt führen
- keine aktive Teilnahme am sozialen Leben innerhalb und außerhalb der Klinik möglich

Kontextfaktoren:

- Frau A. erhält Medikamente für den persönlichen Gebrauch, die den Gesamtzustand der Patientin verbessern sollen
- täglich Therapie in den Bereichen Physiotherapie, Ergotherapie und Logopädie sowie aktivierende Pflege

Bogenhausener Dysphagiescore, BODS Frau A.
(© Bartolome, Schröter-Morasch, Hartmann 2006)

In: Bartolome G., Schröter-Morasch H. (Hrsg.): Schluckstörungen – Diagnostik und Rehabilitation (3. Aufl.). Urban & Fischer, München 2006

Beeinträchtigung des Speichelschluckens (BODS-1)	
Score 1	Keine Trachealkanüle, effizientes Speichelschlucken
Score 2	Keine Trachealkanüle, ineffizientes Speichelschlucken, gelegentlich gurgelnder Stimmklang **und / oder** gelegentliche Expektoration (Abstände größer als 1Std) bei ausreichenden Schutzmechanismen (effektives Rachenreinigen / Hochhusten)
Score 3	Keine Trachealkanüle, ineffizientes Speichelschlucken, häufig gurgelnder Stimmklang **und / oder** häufige Expektoration (Abstände kleiner oder gleich 1Std) bei ausreichenden Schutzmechanismen (effektives Rachenreinigen / Hochhusten)
Score 4	Keine Trachealkanüle bei unzureichenden Schutzmechanismen und gelegentliches Absaugen notwendig **oder** Trachealkanüle dauerhaft entblockt **oder** Sprechkanüle / Platzhalter als Absaugmöglichkeit für Speichel
Score 5	Trachealkanüle länger entblockt (länger als 12 Std. bis zu 24 Std.)
Score 6	Trachealkanüle länger entblockt (länger als 1 Std. kürzer oder gleich 12 Std.)
Score 7	Trachealkanüle kurzzeitig entblockt (kürzer oder gleich 1 Std.)
Score 8	Trachealkanüle dauerhaft geblockt

Beeinträchtigung der Nahrungsaufnahme (BODS-2)	
Score 1	Voll oral ohne Einschränkung
Score 2	Voll oral mit geringen Einschränkungen: Mehrere Konsistenzen ohne Kompensation **oder** Kompensation ohne Diäteinschränkung
Score 3	Voll oral mit mäßigen Einschränkungen: Mehrere Konsistenzen mit Kompensation
Score 4	Voll oral mit gravierenden Einschränkungen: Nur eine Konsistenz mit oder ohne Kompensation
Score 5	Überwiegend oral, ergänzend Sonde / parenteral
Score 6	Partiell oral (mehr als 10 TL / täglich), überwiegend Sonde / parenteral
Score 7	Geringfügig oral (weniger oder gleich 10 TL / täglich), hauptsächlich Sonde / parenteral
Score 8	Ausschließlich Sonde / parenteral

Einzelbewertung:
BODS-1 oder BODS-2

Score	**Schweregrad**
1	Keine Störung
2	Leichte Störung
3	Mäßiggradige Störung
4/5	Mittelschwere Störung
6/7	Schwere Störung
8	Schwerste Störung

Gesamtbewertung:
BODS-1 und BODS-2

Summen-score	**Schweregrad**
2	Keine Dysphagie
3-4	Leichte Dysphagie
5-6	Mäßiggradige Dysphagie
7-9	Mittelschwere Dysphagie
10-13	Schwere Dysphagie
14-16	Schwerste Dysphagie

Abbildung 2-13: Bogenhausener Dysphagiescore ausgefüllt für Frau A. (mit freundlicher Genehmigung von Frau Hartmann und Kolleginnen)

- keine Familienkontakte, die sie in der Rehabilitation unterstützen könnten, aber Besuche durch Nachbarn und einige Freunde
- Patientin ist bei genügender Wachheit scheinbar sehr motiviert, Aufgaben und Bewegungen zu trainieren, die ihre Situation verbessern; sie möchte unbedingt etwas essen

2.7 Aufgaben zur Selbstkontrolle

Unterthema: strukturiertes Vorgehen der Befunderhebung bei Dysphagie:

- Nennen Sie relevante Themen für einen Anamnesefragebogen im Bereich Dysphagie. Notieren Sie sich für die Patientin relevante Fragen für die Anamneseerhebung. Die genannte Literatur empfiehlt verschiedene Anamnesebögen. Wählen Sie einen Bogen aus und analysieren sie diesen (z.B. Motzko et al. 2004 oder Schröter-Morasch 1994).
- Welche Ziele verfolgt die klinische Befunderhebung, welche Grenzen hat sie?
- Kann eine Logopädin den Hustenreflex prüfen? Begründen Sie Ihre Entscheidung.
- Diskutieren Sie die Validität der klinischen Befunderhebung.

Unterthema: apparative Untersuchungsmöglichkeiten und deren Einsatzorte und -möglichkeiten.

- Nennen Sie apparative Verfahren aus dem klinischen Alltag.
- Welche Verfahren eignen sich besonders im Bereich der Frührehabilitation? Diskutieren Sie Vor- und Nachteile von zwei Verfahren.
- Recherchieren Sie „typische Symptome“, wie sie klinisch und/oder in der VFS zu sehen sind bei unterschiedlichen Erkrankungen (Hinweis: guter Start bei Hannig/Hannig in Prosiegel 2002, 87).

Unterthema: Der Weg der Diagnosestellung nach ICF sowie verschiedene Ebenen der Nomenklatur.

- Nennen Sie die verschiedenen Domänen der ICF mit je einem Beispiel für den Bereich Dysphagie.

Unterthema: Direkte und indirekte Symptome sowie Ursachen von Dysphagie.

- Nennen Sie jeweils fünf Symptome aus beiden Bereichen.
- Nennen Sie zwei direkte Symptome, die Auswirkungen für die Patienten in der Teilhabe haben können.
- Nennen Sie mindestens zehn Ursachen für Dysphagie. Erstellen Sie für diese zehn Ursachen eine Klassifikation und diskutieren Sie diese dann mit einer Kollegin/einer Mitstudentin.
- Stellen Sie sich vor, sie arbeiten in einem Altenheim mit Patienten, die an progredienten Erkrankungen leiden. Für die Pflegekräfte und Angehörigen erarbeiten Sie ein Merkblatt, aus dem hervorgeht, welche Ursachen zum schleichenden Beginn einer Dysphagie führen können.

2.8 Literaturempfehlungen

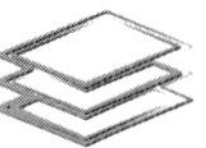

Überblicks- und Sammelwerke:

Bartolome, G., Schröter-Morasch, H. (2006). Schluckstörungen. Diagnostik und Rehabilitation. München. Elsevier.

Murray, J. (2006). Entscheidungsfindung im Dysphagiemanagement. In. Stanschus, S. (Hrsg.). Rehabilitation von Dysphagien. Idstein. Schulz-Kirchner Verlag.

Prosiegel, M. (2002). Praxisleitfaden Dysphagie. Bad Homburg. Verlag Hygieneplan.

Rosenbek, J.C., Donovan, N.J. (2006). Assessment der Behandlungsqualität und der Lebensqualität als Teil eines Repertoires der Ergebnismessung bei Erwachsenen mit erworbenen Dysphagien. In. Stanschus, S. (Hrsg.). Rehabilitation von Dysphagien. Idstein. Schulz-Kirchner Verlag.

FEES:

Pluschinski, P., Blonder, M. (2009). Die fiberendoskopische Evaluation des Schluckens (FEES). In. Seidel, S., Stanschus, S. (Hrsg.). Dysphagie – Diagnostik und Therapie. Ein Kompendium. Idstein. Schulz-Kirchner Verlag.

Schelling, A. (2002). Videoendoskopische Beurteilung des Schluckablaufs. In. Prosiegel, M. (Hrsg.). Praxisleitfaden Dysphagie. Bad Homburg. Verlag Hygieneplan.

Schleep, J., Franz, M., Lehmann, J. (1999). Videoendoskopische Pharyngolaryngoskopie. Untersuchungstechnik und Befundinterpretation. Neurologische Rehabilitation. 5 (3). 133-141.

VFS:

Awounou, A., Stanschus, S. (2009). Untersuchung des Schluckaktes mittels Videofluoroskopie (VFS). In. Seidel, S., Stanschus, S. (Hrsg.). Dysphagie – Diagnostik und Therapie. Ein Kompendium. Idstein. Schulz-Kirchner Verlag.

Stanschus, S. (2002). Videofluoroskopie in der Untersuchung von oropharyngealen Dysphagien. Zur Methode des sprachtherapeutischen Aufgabenteiles. In. Stanschus, S. (Hrsg.). Methoden in der klinischen Dysphagiologie. Idstein. Schulz-Kirchner Verlag.

Andere app. Methoden (sofern nicht in den Sammelwerken enthalten):

Althoff, S., Pra, C. (2009). Die Effektivität von sEMG-Biofeedbackverfahren als Dysphagiediagnostikinstrument. Unveröffentlichte Bachelorarbeit. Hochschule Fresenius. FB Gesundheit. Logopädie Bachelor.

Crary, M. A., Carnaby, G. D., Groher, M. E. (2006). Biomechanical Correlates of Surface Electromyography Signals Obtained During Swallowing by Healthy Adults. Journal of Speech, Language and Hearing Research (49). American Speech-Language-Hearing Association, 186-193.

Crary, M. A., Carnaby, G. D., Groher, M. E. (2007). Identification of Swallowing Events from sEMG Signals obtained from Healthy Adults. Dysphagia (22). New York. Springer Verlag. 94-99 .

Geißler, M. (2007). Influence of Age and Gender in Intra-personal Variability of Swallowing Behaviour. In. Winkler, S., Tesak, J. (Hrsg.). Arbeiten zur Dysphagie. Idstein. Schulz-Kirchner Verlag.

McKaig, T.N. (2002). Auskultation – Zervikal und Thorakal. In. Stanschus, S. (Hrsg.). Methoden in der klinischen Dysphagiologie. Idstein. Schulz-Kirchner Verlag.

Peng, C. L., Jost-Brinkmann, P. G., Miethke, R. R., & Lin, C. T. (2000). Ultrasonographic Measurement of Tongue Movement during Swallowing. Journal of Ultrasound in Medicine, 19(1), 15-20.

Shawker, T. H., Sonies, B., Hall, T. E., & Baum, B. F. (1984). Ultrasound Analysis of Tongue, Hyoid, and Larynx Activity During Swallowing. Investigative Radiology, 19(2), 82-86.

ICF:

DIMDI (2005). ICF-Internationale Klassifikation der Funktionsfähigkeit, Behinderung und Gesundheit (Stand Oktober 2005). Deutsches Institut für Medizinische Dokumentation und Information. Available: http://www.dimdi.de/static/de/klassi/icf/index.htm (15.10.2009).

Rentsch, H.P., Bucher, P.O. (2006). ICF in der Rehabilitation. Idstein. Schulz-Kirchner Verlag.

Schuntermann, M.F. (2007). Einführung in die ICF: Grundkurs-Übungen-offene Fragen. München. Ecomed.

3 Vom Befund zum Therapieplan

In diesem Kapitel werden Therapiekonzepte und das Vorgehen bei der Therapieplanung vorgestellt. Hierbei wird zu Beginn die unterschiedliche Herangehensweise im Dysphagiemanagement im Vergleich zur eigentlichen Dysphagietherapie beschrieben. Danach werden verschiedene Therapiekonzepte erklärt und es wird aufgezeigt, welche Faktoren und Prinzipien bei der Planung einer Dysphagietherapie beachtet werden müssen.

Nach dem Lesen/Durcharbeiten des Kapitels kennt die Leserin:

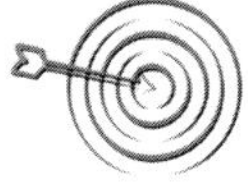

- den Unterschied zwischen Dysphagiemanagement und -therapie
- unterschiedliche Therapieansätze und -konzepte der indirekten und direkten Dysphagietherapie
- wichtige Grundprinzipien und Übungen der Funktionellen Dysphagietherapie
- wichtige Grundprinzipien und Übungen der Fazio-oralen-Trakt-Therapie (F.O.T.T.®)
- das grundsätzliche Vorgehen bei der Therapieplanung
- wichtige Prognose- und Kontextfaktoren für die Planung einer Dysphagietherapie
- grundlegende Prinzipien des (motorischen) Lernens in der Therapie

3.1 Dysphagiemanagement versus Dysphagietherapie

In den letzten Jahren hat sich der Anteil der Dysphagietherapie erheblich erhöht (vgl. Murray 2006, 61 ff.). Hierbei kann es sich um therapeutische Aufgaben, aber auch um Management-Aufgaben handeln. Diese beiden unterschiedlichen Vorgehensweisen sollen im Folgenden kurz beschrieben und voneinander abgegrenzt werden:

Management	Therapie
Ziel ist es, eine SICHERE Versorgung der Patientin mit Nährstoffen und eine SICHERE Atem- und Speichelkontrolle zu gewährleisten. Dieses Ziel hat zu Beginn der Behandlung Vorrang, um das Überleben der Patientin zu sichern.	**Ziel** ist die Veränderung oder Verbesserung des Schluckablaufs und der Nahrungsaufnahme sowie Verhinderung des Auftretens von Aspiration oder ähnlichen Symptomen.
Beteiligte Alle Mitglieder des „Schluckteams" sind aktiv beteiligt, z. B. Ärztinnen, alle Therapeutinnen, Pflegekräfte, Angehörige ...	**Beteiligte** Logopädinnen bzw. Schlucktherapeutinnen führen die Behandlung in enger Absprache und Zusammenarbeit mit dem Schluckteam durch.
Voraussetzungen sind Ergebnisse aus dem Schluckscreening, der klinischen Schluckuntersuchung und möglichst Informationen aus Videofluoroskopie, Laryngoskopie etc.	**Voraussetzungen** sind Ergebnisse aus dem Schluckscreening, der klinischen Schluckuntersuchung und Informationen aus Videofluoroskopie, Laryngoskopie etc.
Methoden: Für eine sichere Ernährung der Patientinnen werden u.a. folgende Verfahren eingesetzt: ▪ wiederholte Diagnostik- und Screeningverfahren ▪ unterschiedliche Arten von Trachealkanülen ▪ non-orale Ernährung ▪ Veränderung der Haltung beim Essen bzw. der Esssituationen ▪ Konsistenzveränderungen/-anpassungen ▪ operatives Management, z.B. bei Dysphagie bei Stimmbandparese	**Methoden:** Veränderung der Schluckfunktion durch (a) Verbesserung der Bewegungsmöglichkeiten im orofazialen Bereich, (b) Verbesserung der senso-motorischen Integration und (c) willentliche Beeinflussung der Koordination von bestimmten oropharyngealen Bewegungen während des Schluckens. Hierbei genutzte Verfahren sind, z. B.: ▪ Bewegungsübungen zur Verbesserung des Lippenschlusses, der Zungenbeweglichkeit, der Kehlkopf-Hebung, des Stimmlippenschlusses ▪ Kraftübungen ▪ Kauübungen und Übungen zur Verbesserung der Boluskontrolle ▪ thermale oder taktile Stimulation ▪ kompensatorische Techniken, z.B. Mendelsohn-Manöver, supraglottisches Schlucken; Haltungsänderungen beim Schlucken, z.B. Kopfdrehung ▪ Konsistenz- und Mengenveränderungen bei den Nahrungsmitteln; Steigerung des sensorischen Inputs, z.B. kaltes/saures Essen etc.

Tab. 3-1: Unterschiede zwischen Dysphagiemanagement und -therapie

Exkurs: Sondenernährung

Eine Form des Dysphagiemanagements ist eine Ernährung über Sondentechniken. Obwohl diese Form der Ernährung kaum soziale Komponenten wie eine Mahlzeit im Freundeskreis besitzt, kann sie unter bestimmten Umständen eine Alternative zur oralen Ernährung sein. Wichtige Indikatoren für die non-orale Ernährung sind u.a. Aspirationsgefahr beim Essen oder Trinken und hohe Ermüdbarkeit während der Mahlzeit, verbunden mit zu geringer Aufnahme von Nährstoffen bzw. Kalorien. Vor einer Entscheidung für die Sondenernährung sollte jedoch immer ein Protokoll über die aufgenommene Trink- und Essmenge geführt werden, um eine optimale Versorgung der Patientin zu erreichen (vgl. Dormann/Söhnichsen 2002, 117 ff.).

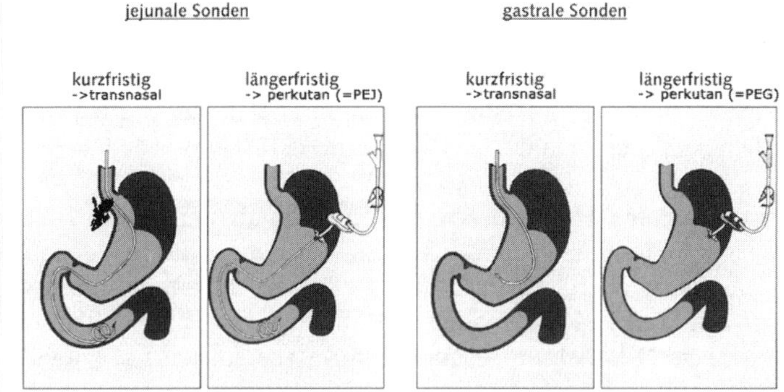

Abbildung 3-1: Übersicht über Sondenvarianten

Sondenformen

Im klinischen Alltag stehen dem Dysphagieteam unterschiedliche Formen von Sonden zur Verfügung, die sich in der Applikationsform der Sonde und der Zufuhr der Nahrung unterscheiden können. Eine Form der Unterscheidung von Sonden ist die nach dem Ort des Eintritts in den Körper, z.B. nasal, gastral, enteral, jejunal. Außerdem wird zwischen Sonden unterschieden, die in schon vorhandene Körperöffnungen (z.B. Nase) oder perkutan (durch die Haut) angelegt werden (vgl. Dormann/Söhnichsen 2002, 117 ff.).

3.2 Therapieansätze und -methoden für Dysphagie

In diesem Kapitel wird zu Beginn der Versuch einer Klassifikation der verschiedenen Therapieansätze und -methoden der Dysphagiebehandlung unternommen. Danach werden einzelne Ansätze bzw. Methoden genauer beschrieben.

3.2.1 Klassifikation verschiedener Therapieansätze und -methoden

In der Dysphagieszene Deutschlands scheint es zwei grundsätzliche Richtungen der Behandlungskonzepte zu geben, die sich zum einen auf die Schwerpunktsetzung der Behandlung und zum anderen auf die benötigten Fähigkeiten der zu behandelnden Patientin beziehen.

- direkte Dysphagietherapie
- indirekte Therapie (orofaziale Therapie)

Therapieansätze

In der **direkten Dysphagietherapie** (vgl. Bartolome/Schröter-Morasch, 2006, 294 ff.) erfolgt die Behandlung direkt am Schluckablauf und den Schluckfunktionen. Hierbei kann ein Transfertraining für das Essen und Trinken erfolgen. Dieses ist jedoch nicht zwingend notwendig. Die Patientinnen, die hiermit behandelt werden, müssen in der Lage sein, möglichst aktiv an der Therapie teilzunehmen. Sie können den Anweisungen der Therapeutin folgen und Übungen durchführen. Hierbei werden sie von der Therapeutin unterstützt.

In der **orofazialen Therapie** erfolgen eine Stimulation und ein Training orofazialer Funktionen, von welchen ein Transfer auf den Schluckablauf bzw. das Essen oder Trinken erwartet wird. In einigen Ansätzen wird hierbei zum Teil in Kombination mit direktem Ess- und Trinktraining vorgegangen. Die Zielgruppe, für die diese Therapieansätze entwickelt wurden, ist oft sehr schwer betroffen. Die Patientinnen müssen daher nicht unbedingt in der Therapie kooperieren können, da die Therapeutin die Behandlung übernimmt.

Direkte Dysphagietherapie	Orofaziale Therapie
▪ Funktionelle Dysphagietherapie (Bartolome/Schröter-Morasch, 2006) – z.B. ***Kompensation*** ▪ Thermale Stimulation Logemann (1997) ▪ Stimm- und Schlucktherapie (Motzko et al. 2004) ▪ Funktionelle Dysphagieübungen (Hotzenköcherle 2006) ▪ Mund- und Esstherapie bei Kindern (Morris/Klein 2000) – z.B. ***selbstständig essen***	▪ Funktionelle Dysphagietherapie (Bartolome/Schröter-Morasch, 2006) – z.B. ***kausale Therapie*** ▪ Orofaziale Regulationstherapie (Castillo Morales 1998) ▪ Fazio-orale-Trakt-Therapie (Coombes 1996 bzw. Nusser-Müller Busch 2004) ▪ Basale Stimulation (Fröhlich 1999) ▪ Funktionelle Behandlung von Ess- und Schluckstörungen (Yossem 1999) ▪ Mund- und Esstherapie bei Kindern (Morris/Klein 2000) – z.B. ***mundmotorischer Ansatz***
→ Hinweis: Im Praxisalltag wird diese hypothetische Trennung oft nicht vorgenommen. Es finden sich Mischformen: Therapieansätze haben oft direkte als auch indirekte Herangehensweisen	

Tab. 3-2: Klassifikation der in Deutschland üblichen Therapieansätze

In Deutschland sind vor allem die Funktionelle Dysphagietherapie (FDT) und die Fazio-orale-Trakt-Therapie (F.O.T.T.®) gängige Behandlungskonzepte. Deshalb sollen beide im Folgenden genauer vorgestellt werden. Die anderen Therapieansätze und -methoden werden danach kurz beschrieben und mit Verweisen auf die Primärliteratur versehen.

3.2.2 Funktionelle Dysphagietherapie (FDT)

FDT

Die Grundlagen der funktionellen Dysphagietherapie (FDT) werden von der Sprachheilpädagogin Gudrun Bartolome seit 1990 dargestellt (vgl. Bartolome/Schröter-Morasch, 2006) und bis heute weiterentwickelt (Übersicht siehe Damag 2007). Ursprünglich wurde die FDT hauptsächlich für Patientinnen mit neurologisch bedingten Schluckstörungen eingesetzt, in den letzten Jahren wurde aber auch über den erfolgreichen Einsatz der FDT bei nicht neurologisch bedingten Schluckstörungen berichtet (vgl. Bartolome/Schröter-Morasch, 2006). In der folgenden Zusammenfassung wird sich direkt auf die Autorin und ihr Werk bezogen. Die FDT basiert auf einer funktions- und problemorientierten Vorgehensweise. Damit unterscheidet sie sich von Therapierichtungen, die sich einer bestimmten Therapieschule unterwerfen. Die funktionelle Schlucktherapie ist ein an die jeweilige Schluckstörung individuell angepasstes Funktionstraining, das dem Patienten eine ausreichende und aspirationsfreie orale Ernährung ermöglichen soll.

Für einige der Übungen und Herangehensweisen (z. B. Manöver zum Schlucken) gibt es erste Wirksamkeitsnachweise (siehe auch Kapitel 4), die Wirksamkeit anderer Methoden ist, zumindest pathophysiologischen Überlegungen folgend, wahrscheinlich.

Eine funktionelle Dysphagietherapie ist dann indiziert, wenn die Schluckstörung von der Patientin nicht selbst kompensiert werden kann, die physische, psychische und kognitive Verfassung jedoch eine mehr oder minder aktive Schlucktherapie zulassen. Kontraindiziert ist eine aktive Schlucktherapie zum Beispiel, wenn die Patientin

- die Behandlung ablehnt oder nicht kooperativ ist
- räumlich und zeitlich nicht orientiert ist
- der Gesundheitszustand sich akut verschlechtert
- zusätzliche, schwerwiegende chronische Erkrankungen die Leistungsfähigkeit stark einschränken

In der FDT wird nach drei grundsätzlichen Vorgehensweisen unterschieden:

a. Restituierende (wiederherstellende) Verfahren
b. Kompensatorische Verfahren
c. Adaptive Verfahren

a. Restituierende (wiederherstellende) Verfahren:
Der Kerngedanke der restituierenden Verfahren ist das aktiv-wiederholte Üben des erwünschten Bewegungsablaufes unter Berücksichtigung senso-motorischer Voraussetzungen und unter Einbeziehung lerntheoretischer Erkenntnisse. Dabei geht es um die maximale Verbesserung verbliebener Restfunktionen bzw. die komplette oder teilweise Wiederherstellung einer gestörten Funktion, das Schaffen physiologischer Voraussetzungen für das Schlucken und/oder das Üben bestimmter Teilfunktionen, die kompensatorische Schlucktechniken erleichtern. Allgemein lässt sich sagen, dass das Vorgehen und die therapeutischen Techniken weitestgehend der Physiotherapie entlehnt sind und den Erfordernissen der Schlucktherapie angepasst wurden. Im Mittelpunkt steht die Integration und Erweiterung der Ansätze aus verschiedenen Bereichen. In den letzten Jahren hat sich hierbei gezeigt, dass das therapeutische Vorgehen nicht starr ist, sondern sich im klinischen Verlauf und in Abhängigkeit von aktuellen Forschungsergebnissen ändern kann. Restituierende Verfahren zählen zur indirekten Schlucktherapie und werden außerhalb des Schluckvorganges durchgeführt.

Damit ergeben sich nach Bartolome/Schröter-Morasch (2006, 251 ff.) zwei Ziele für diesen Bereich:

- Schaffung der neuromuskulären Vorraussetzung für physiologisches Schlucken, z. B. Schaffung eines möglichst normalen Muskeltonus im orofazialen Bereich/Schaffung von Kieferstabilität für den eigentlichen Schluckakt
- Training bestimmter Teilfunktionen zur Vorbereitung auf das Erlernen kompensatorischer Schlucktechniken, z. B. Stimmbandschlussübungen für das supraglottische Schlucken.

Stufen der restituierenden Verfahren:

- Vorbereitende Stimuli
- Mobilisationstechniken
- Autonome Bewegungsübungen

Vorbereitende Stimuli:
Hier kommt es zur Anwendung von Druck-, Vibrations-, Temperatur und Geschmacksreizen. Diese dienen auch dem Abbau von pathologischen Reflexaktivitäten. Vorbereitende Stimuli sind nur bei schweren Bewegungsstörungen sinnvoll. Wenn jedoch bereits ein bestimmtes Maß an Beweglichkeit gegeben ist, können sie entfallen.

Beispiel: Stimulation des Schluckreflexes
Möglich ist eine thermo-taktile und gustatorische Stimulation im orofazialen Bereich und an den vorderen Gaumenbögen. Diese Stimulationstechniken können auch bei Patienten mit schweren Hirnschädigungen eingesetzt werden, da sie der Förderung der Wahrnehmung dienen und eine Kooperationsbereitschaft nicht zwingend erforderlich ist.

Mobilisation:
Mobilisationstechniken erfordern die aktive Bewegung des Patienten mit Unterstützung durch den Therapeuten. Ziel dieser Techniken ist die Erleichterung der Bewegungsinitiierung, die Vergrößerung des Bewegungsausmaßes und die Stärkung der Muskelkraft, die Verbesserung von Geschwindigkeit und Koordination der Bewegung sowie die Verbesserung der Wahrnehmung. Dabei geht es grundlegend um die Anwendung von Widerstand. Es wird zwischen Widerstand gegen die dynamische Muskelarbeit und Widerstand gegen die statische Muskelarbeit unterschieden. Widerstand gegen die dynamische Muskelarbeit wird während einer Bewegung durchgeführt, der Therapeut dosiert die Kraft so, dass der Patient die Zielbewegung trotz Gegenkraft ausführen kann. Beim Widerstand gegen die statische Muskelarbeit wird die Position beibehalten. Die Muskelspannung erhöht sich also, während die Muskellänge annähernd unverändert bleibt.

Beispiel: Zungenrückenelevation
Mit dem Spatel wird auf dem Zungenrücken Widerstand nach dorsal/ kaudal appliziert und der Patient zur Zungenhebung aufgefordert.
Anweisung: Heben Sie den Zungenrücken, als würden Sie ein „k" sprechen.

Autonome Bewegungsübungen
Jetzt übt der Patient selbstständig. Entsprechend dem therapeutischen Ziel werden motorische Funktionsübungen und evtl. spezielle Sprech-, Atem- und Stimmübungen sowie pragmatische Übungen mit einbezogen.

Beispiel:
Motorische Funktionsübungen wie Zungenspitzenelevation oder Zungenschüsselbildung oder pragmatische Übungen wie Honig von der Oberlippe ablecken.
Gute Erfahrungen in diesem Bereich liegen auch bei der Anwendung von Biofeedbacktraining vor.

b. Kompensatorische Methoden
Unter Kompensation versteht man den Ersatz oder die Verbesserung einer gestörten Funktion durch den Einsatz von Ersatzstrategien oder die Ausnutzung der Restfunktionen, um möglichst schnell trotz einer verbleibenden Störung ein sicheres Abschlucken möglich zu machen z. B. durch:
- Haltungsänderungen
- spezielle Schlucktechniken

Diese Verfahren werden direkt während des Schluckens angewendet und sollen ein effizientes und aspirationsfreies Schlucken ermöglichen, auch dann, wenn die physiologischen Bewegungsabläufe nicht oder nur teilweise wieder herstellbar sind.

Haltungsänderungen:
Sie dienen der Verbesserung des Bolustransports unter Ausnutzung der Schwerkraft und Modifizierung des Passagewegs.

Beispiel:
Kopfdrehung verengt die Rachenhälfte der zugewandten (kranken) Seite, erleichtert damit das einseitige Abschlucken über die andere (gesunde) Seite und ist z.B. geeignet für laryngeale Teilresektionen und Stimmbandparesen.
Durchführung: Kopfdrehung zur kranken Seite

Schlucktechniken
Spezielle Schlucktechniken stellen höhere Anforderungen an die Kooperationsbereitschaft des Patienten. Sie müssen trainiert werden, bis sie soweit automatisiert sind, dass sie im Alltag zuverlässig während der Nahrungsaufnahme bei jedem Schluck angewendet werden können. Bei der Auswahl der jeweiligen Schlucktechnik für den Patienten ist neben seinen individuellen Voraussetzungen für die Erlernbarkeit der jeweiligen Schlucktechnik auch der Anwendungsbereich im Alltag zu bedenken. Einige Schlucktechniken, wie z. B. das supraglottische Schlucken sind im gesellschaftlichen Alltag recht auffällig. Hat man die Wahl, dann sollte gemeinsam mit dem Patienten die jeweilige Technik entsprechend ihrer Anwendbarkeit gewählt werden.

Beispiele:
Kräftiges Schlucken fördert die posteriore Zungengrundbewegung und damit die Reinigung der Valleculae epiglotticae von Speiseresten.
Durchführung: kraftvolles hartes Schlucken

Supraglottisches und supersupraglottisches Schlucken fördern den willkürlichen Kehlkopfverschluss während des Schluckens und fördern die anschließende Reinigung durch Abhusten.
Durchführung:
Supraglottisches Schlucken: Einatmen – Atem anhalten – Schlucken – Abhusten
Supersupraglottisches Schlucken: Einatmen – Atem anhalten – Pressen – Schlucken – Abhusten

Mendelsohn-Manöver: Ziel dieser Schlucktechnik ist es, die Zungenschubkraft und die Kehlkopfhebung zu verbessern sowie die Öffnungsdauer des oberen Ösophagussphinkters zu verlängern.
Durchführung: Nach Auslösung des Schluckreflexes und Anhebung des Zungengrundes erfolgt ein willkürliches Pressen des Zungengrundes an den Gaumen für etwa drei Sekunden – dann erfolgt die Entspannung.
Anmerkung: Parallel zum eigentlichen Manöver, der Verlängerung der Öffnungsdauer des oberen Ösophagussphinkters, trainiert das Mendelsohn-Manöver in Verbindung mit Biofeedback auch die Elevation der Hinterzunge, verbessert die Zungenschubkraft und fördert die Larynx-

elevation. Dieser Bereich wäre dann wiederum dem restituierenden Verfahren zuzuordnen (vgl. Huckebee et al. 1999; Bryant 1991; Büßelberg et al. 2006).

c. Adaptation:

Adaptation bedeutet in der FDT Anpassung der Umwelt an die Behinderung. Adaptive Verfahren erfordern keine aktive Lernleistung, setzen jedoch einen ausreichenden Wachheitsgrad des Patienten und die Motivation essen oder trinken zu wollen voraus.

Zu den adaptiven Verfahren zählen:

- diätetische Maßnahmen
- Platzierung der Nahrung
- Trink- und Esshilfen
- Essensbegleitung

Diätetische Anpassung:

Hier erfolgt die Anpassung der Ernährung des dysphagischen Patienten an die Schluckstörung. Von wesentlicher Bedeutung sind dabei Bolusvolumen, Konsistenz der Nahrung sowie Temperatur, Geruch und Geschmack. So wird zum Beispiel flüssige Nahrung bei Störungen der Kaufunktion, der lingualen Funktion, der pharyngealen Peristaltik und des pharyngoösophagealen Sphinkters eingesetzt. Breiige Nahrung ist angezeigt bei verspäteter Auslösung des Schluckreflexes sowie bei unvollständigem Larynxverschluss. Bei pharyngealen Schwächen kann flüssige Nahrung zum Nachspülen von breiiger Nahrung verwendet werden, sofern keine Aspirationsgefahr für dieses Vorgehen besteht.

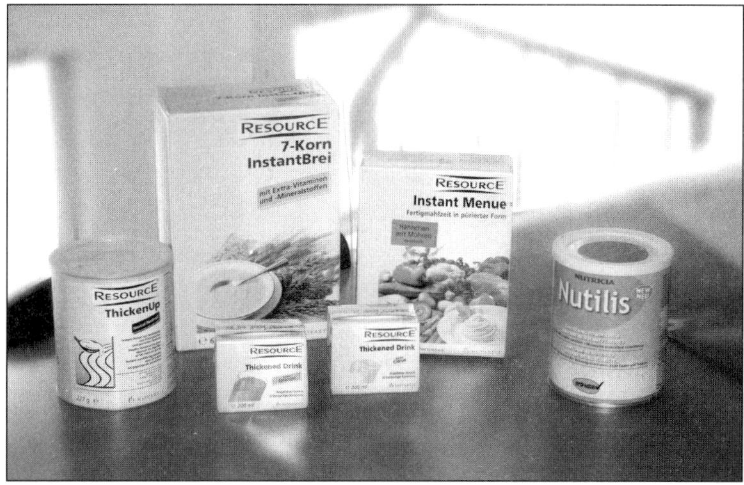

Abbildung 3-2: Andickungsmittel zur diätischen Anpassung der Konsistenz

Platzierung der Nahrung

Bei motorischen oder sensorischen Störungen sowie nach Resektion lingualer Strukturen kann eine Platzierung der Nahrung hilfreich sein.

So kann zum Beispiel bei Pumpbewegungen der Zunge die Nahrung auf der Zungenmitte platziert werden. Dann wird die Patientin aufgefordert, den Bolus bewusst gegen den Gaumen zu drücken und durch eine einzige kräftige Rückwärtsbewegung den Schluckreflex willkürlich zu initiieren.

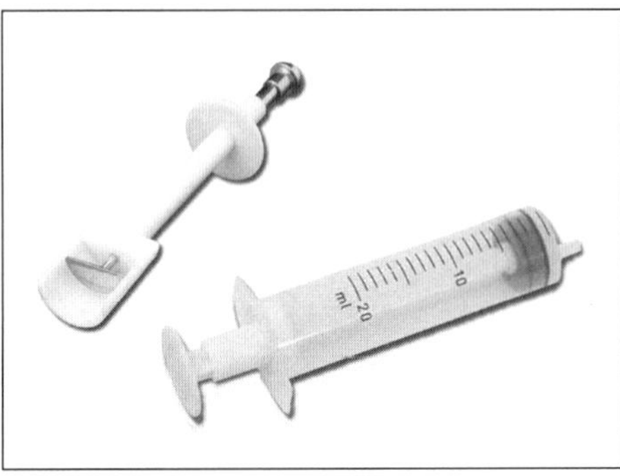

Abbildung 3-3: „Löffel" zur Platzierung der Nahrung auf der Zunge

Trink und Esshilfen
Durch die Anwendung von Trink- und Esshilfen soll die Nahrungsaufnahme erleichtert werden. So können zum Beispiel Dosierbecher zum Einsatz kommen, die eine kontrollierte Abgabe des Flüssigkeitsvolumens ermöglichen.

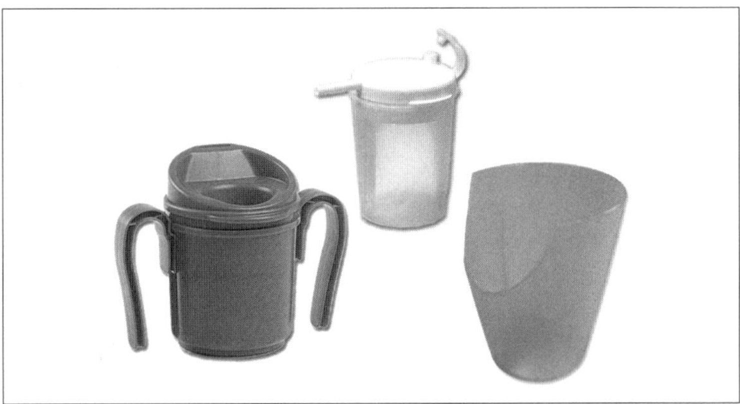

Abbildung 3-4: Trinkbecher

Essenbegleitung
Die Essensbegleitung wird durch das Pflegepersonal oder andere Therapeutinnen (z. B. Ergotherapeutinnen im Rahmen des Selbstständigkeitstrainings) durchgeführt. Die Logopädin erarbeitet hierbei mit der Patientin die entsprechenden Essensregeln.
Eine entscheidende Rolle bei der Essensbegleitung spielen ohne Zweifel die Angehörigen. Sie sind diejenigen, welche die Patientin den Tag über begleiten, zum Teil die Nahrung zubereiten und anreichen. Deshalb sollten die erarbeiteten Essensregeln sowie spezielle Zubereitungen der Nahrung mit den Angehörigen besprochen und erarbeitet werden. Auch das Erklären der trainierten Schlucktechniken ist von Bedeutung. Für

die Angehörigenberatung eignen sich natürlich die in der jeweiligen Einrichtung durchgeführten Therapieeinheiten. Diverse Ratgeber bieten in diesem Fall Hilfe und Anregungen.

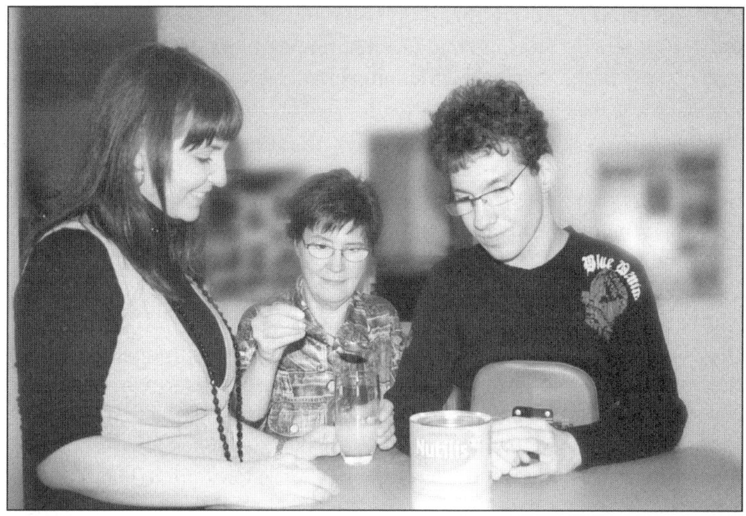

Abbildung 3-5: Essensbegleitung und Anleitung bei diätischen Maßnahmen

Die hier aufgeführten Bereiche und Übungen sind nur Auszüge aus dem umfassenden Konzept der FDT und sollen zum Studium der Grundlagenliteratur anregen. Folgende Literatur sei dafür beispielhaft genannt:

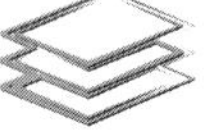

Bartolome, G. (2004). Neurogene Dysphagie. Tectum: Marburg.

Bartolome, G., Schröter-Morasch, H. (2006). Schluckstörungen. Diagnostik und Rehabilitation. Elsevier: München.

Hotzenköcherle, S. (2006). Funktionelle Dysphagie-Therapie. Schulz-Kirchner Verlag: Idstein.

Logemann, J.A. (1998). Evaluation and Treatment of Swallowing Disorders. Pro Ed. Austin.

Motzko, M., Mlynczek, U., Prinzen, C., Pigors, Ch. (2004). Stimm- und Schlucktherapie nach Larnx- und Hypopharynxkarzinomen. Elsevier: München.

Seidel, S., Stanschus, S. (2009). Dysphagie-Diagnostik und Therapie. Ein Kompendium. Schulz-Kirchner Verlag: Idstein.

3.2.3 Fazio-orale-Trakt-Therapie (F.O.T.T.®)

Die Fazio-orale-Trakt-Therapie ist ein Behandlungsansatz mit den Schwerpunkten der orofazialen Stimulation und einer ganzheitlichen Herangehensweise – im Sinne der Wichtigkeit einer ganzkörperlichen Behandlung. Des Weiteren werden Aspekte des therapeutischen Essens und Trinkens sowie der Kommunikation während der Nahrungsaufnahme integriert.

Dieser Therapieansatz wurde durch die englische Sprachtherapeutin Kay Coombes begründet und baut auf dem Bobath-Konzept (z. B. Bobath/Bobath 1990) auf. Außerdem werden Grundsätze von Affolter (z. B. Affolter 2006) und Davies (z. B. Davies 1992) übernommen. Wie bei der FDT auch wird funktions- und problemorientiert vorgegangen. Es werden senso-motorische Störungen in Gesicht und dem oralen Trakt analysiert und entsprechend der vorhandenen Schwierigkeiten beim Schlucken sowie Essen und Trinken behandelt. Hierbei umfasst die Behandlung vier Therapiebereiche:

- Nahrungsaufnahme
- Mundhygiene
- Nonverbale Kommunikation
- Atmung – Stimme – Sprechen

Nahrungsaufnahme

Die Nahrungsaufnahme ist oft nicht nur mit der Versorgung mit Nährstoffen sondern auch mit sozialen Aspekten wie Genuss von leckerem Essen, Zeigen von Gastfreundschaft, Zuneigung, Gesprächen während der Mahlzeit, der Möglichkeit soziale Kontakte zu pflegen u.a. verbunden. Während der Nahrungsaufnahme erfolgen also viele andere Handlungen neben dem eigentlichen Schlucken. Auch während des Essens werden schon vor der Aufnahme der Nahrung in den Mund für Essen und Schlucken relevante Handlungen durchgeführt. Auf diese Handlungen wird in der F.O.T.T.® großer Wert gelegt. So wird der prä-oralen Phase eine wichtige Rolle zugesprochen. Weitere Behandlungsschwerpunkte sind die Arbeit an der Haltung und Muskelspannung sowie Kommunikationsprozesse während der Nahrungsaufnahme.

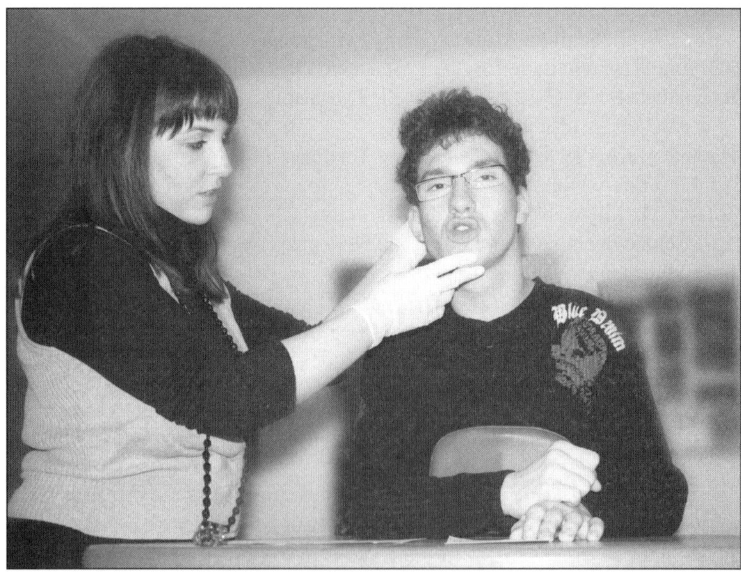

Abbildung 3-6: Aufrechte Haltung beim Essen bzw. in der Therapie. Die Haltung ist auch über ein Stehpult zu erreichen

Mundhygiene

Neben der Reinigung des Mundraums, der Aufrechterhaltung einer gesunden Mundflora und einer Aspirationsprophylaxe dient die Mundhygiene u.a. auch der ständigen Stimulation des orofazialen Raumes. Sie erfolgt gewöhnlich schon während des Essens oder danach beim Aufspüren von Nahrungsresten in den Zahnzwischenräumen mithilfe der Zunge oder externen Hilfsmitteln wie Zahnstochern, aber auch beim Zähneputzen und Mundspülen. Diese Mundhygiene kann bei Dysphagie gestört sein. So können Patientinnen vielleicht nicht die Zunge bewegen, um Essensreste zu sammeln und nachzuschlucken, schlucken zu wenig oder lassen den Mund offen, was zur Austrocknung des Mundes führt. Oder sie schlucken zu wenig, sodass sie zu viel oder zu wenig Speichel im Mundraum haben. Außerdem erhalten sie weniger taktile Reize, was zu einer Hypersensibilität im Mundraum und damit zu weiteren Komplikationen beim Schlucken führen kann. Deswegen wird in der F.O.T.T.® großer Wert auf regelmäßige Mundpflege gelegt. Diese strukturiert durchgeführte Reinigung der Mundhöhle, der Zähne und Lippen ersetzt die fehlenden Bewegungsmöglichkeiten der Patientin und soll sie in ihrer Regelmäßigkeit und Nähe zur normalen Bewegung anleiten, die Mundhygiene später wieder allein ausführen zu können.

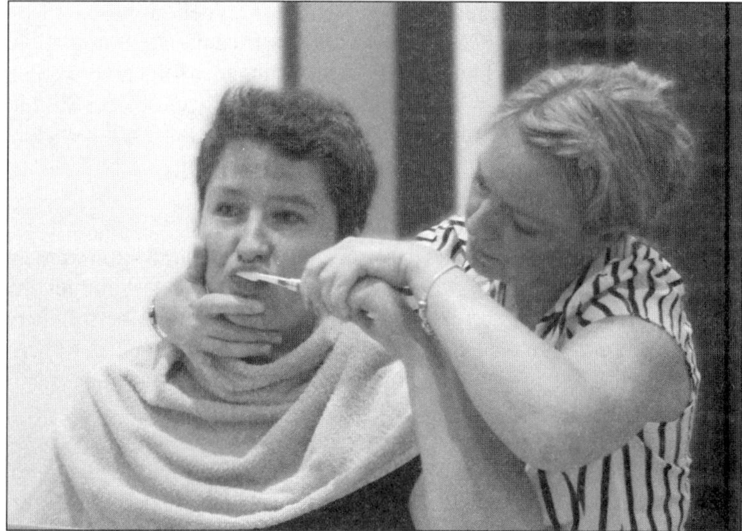

Abbildung 3-7: Zähneputzen

Nonverbale Kommunikation

Nonverbale Kommunikation, insbesondere die Mimik und Körpersprache, verrät viel über ein Individuum. Meist werden diese nonverbalen Zeichen schneller wahrgenommen und interpretiert als verbale Signale. Menschen mit neurogenen Schluckstörungen haben neben dem eigentlichen Schluckproblem häufig auch Sensibilitäts- und Bewegungsstörungen im Gesichtsbereich. Somit ist ein differenziertes Mienenspiel nicht möglich, z.B.:

- Ihr Blick wirkt starr und abweisend. Diese Bewegungslosigkeit kann schnell als Desinteresse oder Abwehr gedeutet werden.
- Die Gesichtszüge wirken bei einer Fazialislähmung asymmetrisch. Diese Seitenungleichheit kann bei mimischen Bewegungen behindern und entspricht nicht dem Ideal eines angenehmen und schönen Gesichts.
- Der Mund steht offen, was in unserer Gesellschaft oft mit mangelnder Intelligenz assoziiert wird.
- Erkrankungsbedingt zeigen die Patientinnen häufig eine Veränderung im Gesamtkörpertonus. Diese verbunden mit einer ungünstigen Sitzhaltung führt dazu, dass das Gesicht der Patientinnen fragend und verwundert wirkt, obwohl sie weder Fragen haben noch Verwunderung ausdrücken wollen.

Außerdem können körperliche Anstrengungen im Alltag bzw. im Behandlungsprozess zu Mitbewegungen im Gesicht als Zeichen der Anstrengung oder Überforderung bzw. fehlender selektiver Bewegungsmöglichkeiten führen. Diese veränderten mimischen/nonverbalen Ausdrucksmöglichkeiten sollen möglichst normalen Bewegungen angenähert werden.

Hierbei wird oft unter Veränderung des gesamten Haltungshintergrundes (z.B. Behandlung im Liegen oder im Stehbrett) an den mimischen Bewegungen gearbeitet. Im Gegensatz zur FDT wird auf kalte Stimulation im oralen Bereich verzichtet, und die Anweisungen erfolgen nonverbal durch taktile Reize oder das Vorbild der Therapeutin. Nach solcher Stimulation und mimischen Bewegungen erfolgen Aufgaben zur nonverbalen Verständigung, zum Essen/Schlucken und/oder Sprechen.

Atmung, Stimme und Sprechen
Eng verbunden mit der Arbeit an der nonverbalen Kommunikation werden die Bereiche Atmung, Stimme und Sprechen trainiert. Ziel ist hierbei die Schaffung und Nutzung effektiver Ausdrucksmittel für die betroffenen Patientinnen und ihre Angehörigen, aber auch der Aufbau eines Repertoires von effektiven Atemübungen zur Aspirationsprophylaxe.

In der F.O.T.T.® wird davon ausgegangen, dass physiologische ganzkörperliche Haltung (z. B. Stabilität von Rumpf, Kopf und Kiefer) und Tonusverhältnisse sowie adäquater sensorischer Input Bedingungen für eine positive Schluckreaktion sind. Somit ist die Grundlage einer jeden Therapie die Schaffung günstiger ganzkörperlicher Voraussetzungen für den eigentlichen Schluckablauf. Hierfür benötigt das Therapeutinnenteam umfangreiches krankengymnastisches Wissen und gute Beobachterfähigkeiten, um die Reaktionen der Patientinnen z. B. auf Haltungsänderungen einschätzen zu können.

Weitere Elemente der F.O.T.T.®
Weitere Grundelemente und Techniken, die in der F.O.T.T.® eingesetzt werden, sind folgende:

- Grundstimulation

- Mimik-, Zungen- und Kauübungen
- Atemübungen, verbunden mit Stimm- und Kommunikationstraining
- Führen von Alltagshandlungen, z. B. beim Zähneputzen oder Vorbereitung der Nahrung(saufnahme)
- Therapeutisches Essen

Insgesamt besteht die F.O.T.T.® aus einer Mischung von funktionellen Übungen und (geführten) Alltagshandlungen, wobei das Ziel möglichst normale Bewegungsabläufe sind. Kompensationstechniken und Schluckmanöver werden gewöhnlich nicht eingesetzt.

Grundstimulation

Exkurs: **Grundstimulation – oft durchgeführt, aber was ist das eigentlich?**
Die Grundstimulation, auch Mundstimulation genannt, kann im therapeutischen Alltag oft durchgeführt werden. Hierbei kann sie sowohl zu Diagnostikzwecken als auch für die Mundpflege oder für den Input sensorischer Information oder Tonusregulation genutzt werden. Bei dieser Form der Stimulation werden mithilfe der Finger die Bereiche des Mundvorhofs stimuliert. Hierbei nähert man sich dem Gesicht der Patientin, indem man zum Beispiel die Hände und das Gesicht der Patientin durch ruhige und strukturierte Eigenbewegung (also durch die Hände der Patientin geführt) oder Fremdbewegung (also durch die Hände der Therapeutin) berührt. Nach dieser „taktilen Begrüßung“ wendet man sich dem Mundinnenraum zu. Hierzu wird der Mund der Patientin gedanklich in vier Quadranten aufgeteilt.

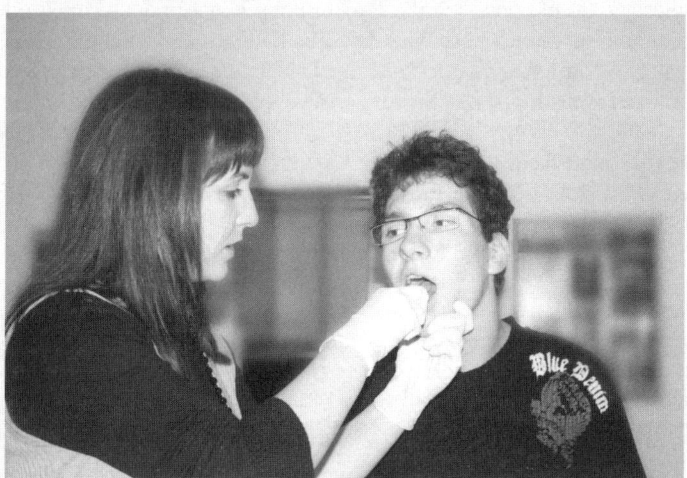

Abbildung 3-8: Grundstimulation über die Quadranten des Mundes

Die Stimulation wird auf einer Mundseite (oben oder unten) begonnen und mit eindeutigem aber nicht zu hartem Druck durchgeführt. Die Fingerbeere der Therapeutin wird hierbei mehrmals am Zahnfleisch von vorn nach hinten und wieder zurück bewegt. Danach wird die Innenseite der Wange vorsichtig gedehnt und der Mund der Patien-

tin geschlossen und ihre Reaktion abgewartet. Dieser Ablauf wird mehrfach in jedem Quadranten durchgeführt.
Je nach Ziel/Anlass der Grundstimulation kann nun mit weiteren Therapieschritten und Übungen fortgefahren werden.
(aus Elferich/Tittmann in Nusser-Müller-Busch 2004, 78 ff.).

Die Therapie beginnt schon sehr zeitig im Rehabilitationsprozess bei meist neurologisch bedingten Schluckstörungen. Die Patientinnen müssen also nicht notwendigerweise bei vollem Bewusstsein sein oder verbalen Aufforderungen Folge leisten können. Die Therapiestunden sind in ein 24-Stunden-Konzept eingebunden. Das bedeutet, dass die Patientinnen von dem therapeutischen Team, bestehend aus Ärztinnen, Pflegekräften, Ergo- und Physiotherapeutinnen, Logopädinnen und Diätassistentinnen, nach denselben Prinzipien und mit denselben Aufgaben als geführtes Alltagsgeschehen betreut werden. Durch dieses 24-Stunden-Konzept und den multidisziplinären Ansatz ergibt sich für die Patientinnen im Alltag immer wieder die Möglichkeit, die gewünschten Bewegungen zu wiederholen und sich an den Input aus der Umwelt zu gewöhnen. Durch diese ständigen Wiederholungen nach demselben Muster lernen und festigen sie neue Bewegungen.

Obwohl es einige Untersuchungen zur Wirksamkeit gibt, ist bisher kein eindeutiger Beweis für eine positive Wirkung erkennbar. Neben ethischen und methodischen Problemen scheint der Nachweis u.a. auch deswegen schwierig zu sein, weil sich die Patientinnen meist in der aktuten oder subakuten Krankheitsphase befinden. Die Patientinnen zeigen in diesen Phasen gewöhnlich nicht nur eine reine Dysphagie, sondern Zeichen von komplexen neurologischen Störungen (weiteres siehe Kapitel 4).

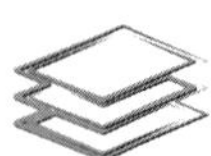

Literatur zum Kennenlernen des Ansatzes:

Coombes, K. (1996). Von der Ernährungssonde zum Essen am Tisch. In: Lipp, B., Schlaegel, W. (Hrsg.): Wege von Anfang an. Frührehabilitation schwerst hirngeschädigter Patienten. Neckar-Verlag: Villingen-Schwenningen.

Davies, P.M. (1992). Das vernachlässigte Gesicht & Mundhygiene. In: Davies, P.M. (Hrsg.): Hemiplegie. Rehabilitation und Prävention. Springer-Verlag: Berlin.

Gratz, C., Woite, D. (2004). Die Therapie des facio-oralen Traktes bei neurologischen Patienten: Zwei Fallbeispiele. Schulz-Kirchner Verlag: Idstein.

Nusser Müller-Busch, R. (2004). Die Therapie des Facio-Oralen Trakts. F.O.T.T.® nach Kay Coombes. Springer-Verlag: Berlin.

Tittmann, D., Kleber, E. (2000). Entwöhnung von der Trachealkanüle. In: Lipp., B., Schlaegel, W., Nielsen, K., Streubelt, M. (Hrsg.): Gefangen im eigenen Körper. Lösungswege. Neckar-Verlag: Villingen-Schwenningen.

Tittmann, D. (2001). F.O.T.T.® – Ein interdisziplinärer Ansatz. Fachzeitschrift Not, 2.

3.2.4 Weitere Therapieverfahren und -konzepte

Orofaziale Regulationstherapie
Die von Rudolfo Castillo Morales entwickelte orofaziale Regulationstherapie ist eine Therapieform, die sich speziell an mundmotorisch gestörte Säuglinge und Kinder richtet. In jüngerer Zeit findet dieses Konzept jedoch auch Anwendung in der Dysphagietherapie bei Erwachsenen. Ausführlichere Informationen zum Konzept finden sich in Kapitel 5.3.

Literatur zum Kennenlernen des Ansatzes:

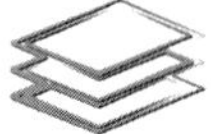

Castillo Morales, R., (1998): Die orofaziale Regulationstherapie. Pflaum-Verlag: München.

Thermale Stimulation nach J. A. Logemann
Die Thermale Stimulation basiert hauptsächlich auf sensorischer Stimulation. Für die Schluckfunktion scheint sensorisches Feedback sehr wichtig zu sein. So ist der Beginn der oralen und pharyngealen Phase von einem sensorischen Input abhängig (vgl. Logemann 1996) und auch Reflexe wie Kauen, Schlucken und Speichelproduktion sind zumindest teilweise auf sensorische Informationen angewiesen (vgl. Miller 1982, 182). Es scheint sogar so zu sein, dass sensorische Informationen, die vom afferenten System übertragen werden, Dauer und Intensität von Muskelaktionen sowie Aktivitäten im Großhirn und Hirnstamm beeinflussen (vgl. Miller 1982; Fraser et. al. 2003).

Die Forschergruppe um Jeri A. Logemann machte sich dieses Wissen zunutze und entwickelte ein Trainingsprogramm, welches durch Berührung und Kältereiz eine Schluckreaktion zu Beginn der pharyngealen Phase beschleunigen sollte. Nach ersten kontrollierten Beobachtungen mittels Videofluoroskopie über zwei Wochen konnten sie feststellen, dass sich tatsächlich bei einigen Patientinnen die Initiierung des Schluckens beschleunigte (Lazzara et al. 1986). In weiteren Untersuchungen (Rosenbek et al. 1996, 1998) konnte eine verkürzte Dauer verschiedener Schluckbewegungen (z. B. gesamte Schluckdauer) bestätigt werden, wobei die einzelnen Probantinnen sehr variables Schluckverhalten zeigten.

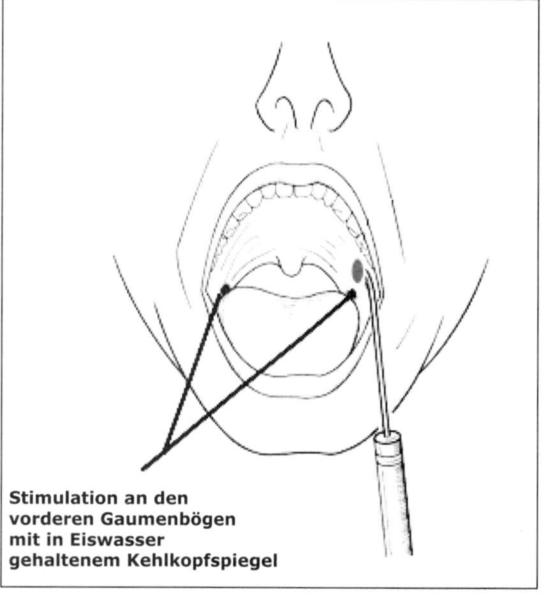

Abbildung 3-9: Ort der thermalen Stimulation adaptiert nach Schalch 1994, 145

Bei der thermalen Stimulation wird mit einem Wattetupfer, einem Larynxspiegel (Größe 00) oder einem anderen geeigneten Gerät hochfrequent ein Kältereiz an den Strukturen, die bei Berührung den Schluckreflex auslösen (vordere Gaumenbögen unten, siehe auch Abb. 3-9), appliziert/gesetzt. Diese Technik kann mit zusätzlicher geschmacklicher Stimulation (z. B. saurer Geschmack) kombiniert werden (Scortino et al. 2003). Obwohl der Effekt der Stimulation nur sehr kurz anhält (Scortino et al., ebd.), kann der Effekt für die Therapie eingesetzt werden, indem während bzw. nach dieser Stimulation direkte Schluckübungen trainiert werden bzw. kleine Mahlzeiten eingenommen werden.

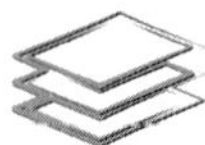

Literatur zum Kennenlernen des Ansatzes:

Rosenbek, J.C., Roecker, E.B., Wood, J.L., Robbins, J. (1996). Thermal Application Reduces the Duration of Stage Transition in Dysphagia after Stroke. Dysphagia, 11 (4). 225–233.

Rosenbek, J.C., Robbins, J., Willford, W.O., Kirk, G., Schiltz, A., Sowell, T.W., Deutsch, S.E., Milanti, F.J., Ashford, J., Gramigna, G.D., Fogarty, A., Dong, K., Rau, M.T., Prescott, T.E., Lloyd, A.M., Sterkel, M.T., Hansen, J.E. (1998). Comparing Treatment Intensities of Tactile-Thermal Application. Dysphagia, 13. 1–9.

Scortino, K.F., Liss, J.M., Case, J.L., Gerritsen, K.G.M., Katz, R.C. (2003). Effects of Mechanical, Cold, Guytatory, and Combined Stimulation to the Human Anterior Faucial Pillars. Dysphagia 18. 16–26.

Basale Stimulation nach A. Fröhlich

Dieser von Andreas Fröhlich entwickelte Ansatz wurde ursprünglich für die Früh- und Wahrnehmungsförderung geistig und körperlich behinderter Kinder entwickelt. Christel Bienstein hat das Konzept dann in Zusammenarbeit mit Fröhlich für die Pflege und Stimulation bei Schluckstörungen von Erwachsenen mit schweren neurologischen Schädigungen übertragen.

Durch sensorische Stimulation wird versucht, Kontakt zu den Patientinnen aufzunehmen, um ihnen den Zugang zu ihrer Umgebung zu ermöglichen. Hierbei sollen alle Sinne angesprochen werden, sodass verschiedene Methoden genutzt werden, z.B.:

- Massagen mit unterschiedlichen Methoden, Ölen und Gegenständen
- Stimulation durch wechselnde Lagerung
- Bewegung im Sprudelbad
- Nahrungsaufnahme reizvoll und angenehm gestalten

Jede Eigenaktivität, die dabei möglich ist, sowie jede Reaktion, die wie eine Antwort auf die Stimulation wirkt, wird hierbei unterstützt (Bienstein/Fröhlich 2003).

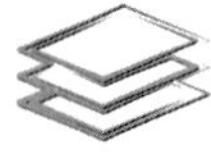

Literatur zum Kennenlernen des Ansatzes:

Fröhlich, A. (1999). Basale Stimulation: Das Konzept. Bundesverband für Körper- und Mehrfachbehinderte: Düsseldorf.

Bienstein, C., Fröhlich, A. (2003). Basale Stimulation in der Pflege: Die Grundlagen. Kallmeyer: Seelze.

Nydahl, P., Bartoszek, G., Bienstein, Ch., Fröhlich, A. (2000). Basale Stimulation. Neue Wege in der Intensivpflege. Urban & Fischer: München.
Damag, A. (2007). Möglichkeiten der (heil-)pädagogischen Förderung des Essens, Trinkens und Schluckens von Menschen mit schweren neurologischen Erkrankungen im Koma und in den frühen Komaremissionsphasen. Peter Lang: Frankfurt am Main.

3.3 Rahmenbedingungen für die Therapieplanung

Therapiebeginn

Beginn der Therapie

Zum sofortigen Schutz vor Aspiration müssen neben der medizinischen Basisversorgung bereits in der Akutphase funktionell therapeutische Maßnahmen eingeleitet werden. An erster Stelle stehen hier adaptive Maßnahmen wie Kostanpassung, gefolgt von kompensatorischen und restituierenden Therapien (siehe auch Kapitel 3.1).

Exkurs: Diskutiert wird, ob die Übungstherapie überhaupt so früh wie möglich begonnen werden soll. Tierexperimente mit Ratten zeigten einen vermehrten Zelluntergang in der Umgebung der Läsion bei frühem intensiven Training (Beginn innerhalb der ersten 24 Stunden post onset) der gelähmten Extremitäten im Vergleich zur Kontrollgruppe mit späterem Therapiebeginn. Auch die Therapieergebnisse der Gruppe, die später trainiert wurde, waren signifikant besser (vgl. Risedal et al. 1999; Humm et al. 1998 in Bartolome/Schröter-Morasch, 2006). Inwieweit diese Ergebnisse auch auf den Menschen zutreffen, ist noch nicht geklärt. Allerdings scheint das Dogma des frühzeitigen Übungsbeginns infrage gestellt.

Therapiefrequenz

Therapiefrequenz

In der Akutphase steht die therapeutische Beratung im Vordergrund. Eine Überforderung der Patientinnen durch zu frühes intensives Training der Schluckmuskulatur soll vermieden werden. Inhalte der therapeutischen Beratung sind die geeignete Ernährungsweise, die Versorgung mit Ess- und Trinkhilfen und eventuell die Anwendung einfacher kompensatorischer Schlucktechniken. Sobald es der Gesundheitszustand erlaubt, können im Verlauf ein- oder mehrmals täglich kurze Therapiefrequenzen angeboten werden.
In der postakuten Phase sollte die Therapie je nach Belastbarkeit der Patientin mindestens 1 x täglich 20–60 Minuten in Einzeltherapie erfolgen. Entsprechende Eigenübungsprogramme können für die Patientin erstellt werden, um selbstständiges Üben zu ermöglichen. Alternativ können Angehörige als Kotherapeuten angeleitet werden. Gute Erfahrungen liegen auch für das Durchführen von Gruppentherapie zur Steigerung der Therapiefrequenz vor.

Bei gutem Erfolg der Intensivtherapie kann die Therapie ambulant mit reduzierter Frequenz durchgeführt werden. Steht die Überprüfung des Transfers in den Alltag und die Aufrechterhaltung der erreichten Leistungen im Vordergrund, kann die Therapiefrequenz auf eine Therapiesitzung pro Woche reduziert werden (vgl. Bartolome/Schröter-Morasch, 2006).

Therapieende

Ende der Therapie

Es gibt keinen festen Übungszeitraum für die Schlucktherapie. Die Dauer der Therapie ist abhängig von der Art und Schwere der Schluckstörung, den Umgebungsfaktoren und den Therapiebedingungen, es gibt keinen festgelegten Übungszeitraum für eine Schlucktherapie. Verschiedene Studien geben eine mittlere Therapiedauer von 2–3 Monaten an (vgl. Prosiegel 2002; Bartolome et al. 1997; Neumann et al. 1995 in Bartolome/ Schröter-Morasch, 2006).
Als Entscheidungshilfe können, entsprechend den oben genannten Autoren, folgende Kriterien gelten:

- Die Betroffenen und ihre Angehörigen sind mit den erreichten Leistungen zufrieden.
- Nach wiederholter Verlaufskontrolle durch standardisierte diagnostische Verfahren können keine weiteren funktionellen Verbesserungen festgestellt werden und die Möglichkeiten einer Anpassung an die Störung sind ausgeschlossen.
- Der Transfer der erreichten Leistung in die Alltagssituation gelingt nicht – in diesem Fall ist ein gezieltes Transfertraining angezeigt (vgl. auch Top-Down-Ansatz in Grötzbach 2008).

Therapieziele

Therapieziele

Therapieziele müssen so formuliert werden, dass sie:

- erreichbar und überprüfbar sind
- die Wünsche der Betroffenen und deren Angehörigen wiedergeben

Damit ergeben sich nach den Kriterien der ICF zwei Zieltypen:

- Funktionsziele
- Alltags- und Aktivitätsziele

In der Schlucktherapie entsprechen den Funktionszielen üblicherweise Ziele, die die Verbesserung einzelner Komponenten des Schluckvorganges beinhalten.

Beispiele:

- Halten des Glottisschlusses für einige Sekunden
- Erreichen des Zungenrücken-Gaumen-Kontaktes

Alltags- und Aktivitätsziele hingegen beziehen sich auf die tägliche Nahrungsaufnahme.

Beispiele:

- Die Patientin soll 5 Teelöffel Kartoffelbrei aspirationsfrei schlucken können

- Die Patientin soll 50 mg ihrer Lieblingsspeise mithilfe der erlernten Schlucktechnik aspirationsfrei essen können

Ein vereinfachender aber praktikabler Leitfaden für das Formulieren von Therapiezielen ist die **SMART**-Regel (vgl. Bartolome/Schröter-Morasch, 2006, 248):

- Welche Leistung soll verbessert werden? **S**pecific (Genaue Beschreibung der jeweiligen Leistung)
- In welchem Ausmaß soll sich die Leistung verbessern? **M**easurable (Ist die Leistungsverbesserung tatsächlich messbar?)
- Ist das definierte Ziel realistisch zu erreichen? **A**chievable (Ist das Therapieziel für die Patientin erreichbar?)
- Ist das definierte Ziel für die Patientinnen und deren Angehörige wichtig? Entspricht es deren Wünschen? **R**elevant (Bedeutsamkeit des Ziels für den Lebensalltag)
- In welchem Zeitraum soll das angestrebte Ziel erreicht werden? **T**imed (Genaues zeitliches Abstecken des Therapieabschnitts)

3.4 Aufgaben zur Selbstkontrolle

Unterthema Therapiemethoden:

- Nennen Sie vier Mitglieder des Schluckteams beim Schluckmanagement. Welche Ziele haben diese im Rahmen des Schluckmanagements?
- Nennen sie die Bereiche der funktionellen Dysphagietherapie und erläutern sie deren Ziele.
- Bei welchen Patientinnen empfiehlt sich der Einsatz der funktionellen Dysphagietherapie?
- Sie möchten mit einer Patientin das Mendelsohnmanöver üben. Welche Feedbackmöglichkeiten können Sie ihm geben? Nennen Sie zwei Möglichkeiten. Nutzen Sie hierzu auch die genannte Sekundärliteratur.
- Schreiben Sie eine Anweisung für das Erlernen des Supraglottischen Schluckens. Welche Hilfen könnten Sie geben?
- Nennen und beschreiben Sie vier Bereiche und Prinzipien der FOT-Therapie.
- Frau. K. eine Patientin mit Zustand nach Zungenkarzinom (Zungen-OP, Entfernung der Vorder- und Mittelzunge sowie Bestrahlung). Seit der OP hat Frau K. starke Schluckprobleme und spricht nur schwer verständlich. Sie berichtet von logopädischer Therapie während der Rehabilitation im Krankenhaus. Obwohl Sie nur schlecht verstehen, was Frau K. erzählt, erfahren Sie, dass Frau K. offensichtlich nach Thermaler Stimulation (nach Logemann) behandelt wurde. Frau K. möchte wissen, ob Sie auch so vorgehen werden. Wie ist Ihre Ansicht dazu? Nutzen Sie zur Entscheidungsfindung Literatur zur Effektivität dieser Methode und treffen Sie eine Entscheidung. Begründen Sie diese kurz.

Unterthema Therapieplanung:

- Welche Rahmenbedingungen spielen eine Rolle bei der Therapieplanung? Erklären Sie mindestens drei anhand eines selbst gewählten Beispiels.
- Formulieren Sie ICF-orientiert zwei Funktions- und zwei Teilhabeziele, die den SMART-Regeln entsprechen. Wählen Sie hierfür eine Patientin aus Ihrem Praktikum oder anderen therapeutischen Settings.

3.5 Literaturempfehlungen

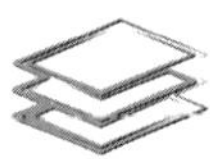

Bartolome, G. (2004). Neurogene Dysphagie. Tectum: Marburg.

Bartolome, G., Schröter-Morasch, H. (2006). Schluckstörungen. Diagnostik und Rehabilitation. Elsevier: München.

Bienstein, C., Fröhlich, A. (2003). Basale Stimulation in der Pflege: Die Grundlagen. Kallmeyer: Seelze.

Coombes, K. (1996). Von der Ernährungssonde zum Essen am Tisch. In: Lipp, B., Schlaegel, W. (Hrsg.): Wege von Anfang an. Frührehabilitation schwerst hirngeschädigter Patienten. Neckar-Verlag: Villingen-Schwenningen.

Damag, A. (2007). Möglichkeiten der (heil-)pädagogischen Förderung des Essens, Trinkens und Schluckens von Menschen mit schweren neurologischen Erkrankungen im Koma und in den frühen Komaremissionsphasen. Peter Lang: Frankfurt am Main.

Davies, P.M. (1992). Das vernachlässigte Gesicht & Mundhygiene. In: Davies, P.M. (Hrsg.): Hemiplegie. Rehabilitation und Prävention. Springer-Verlag: Berlin.

Fröhlich, A. (1999). Basale Stimulation: Das Konzept. Bundesverband für Körper- und Mehrfachbehinderte: Düsseldorf.

Gratz, C., Woite, D. (2004). Die Therapie des facio-oralen Traktes bei neurologischen Patienten: Zwei Fallbeispiele. Schulz-Kirchner Verlag: Idstein.

Hotzenköcherle, S. (2006). Funktionelle Dysphagie-Therapie. Schulz-Kirchner Verlag: Idstein.

Logemann, J.A. (1998). Evaluation and Treatment of Swallowing Disorders. Pro Ed. Austin.

Motzko, M., Mlynczek, U., Prinzen, C., Pigors, Ch. (2004). Stimm- und Schlucktherapie nach Larnx- und Hypopharynxkarzinomen. Elsevier: München.

Nusser Müller-Busch, R. (2004). Die Therapie des Facio-Oralen Trakts. F.O.T.T.® nach Kay Coombes. Springer-Verlag: Berlin.

Seidel, S., Stanschus, S. (2009). Dysphagie-Diagnostik und Therapie. Ein Kompendium. Schulz-Kirchner Verlag: Idstein.

Tittmann, D. (2001). F.O.T.T.® – Ein interdisziplinärer Ansatz. Fachzeitschrift Not, 2.

4 Wirkung von Dysphagietherapie

In diesem Kapitel werden Grundlagen der Effektivitätsmessung im Allgemeinen und im Besonderen zur Dysphagietherapie behandelt. Dabei werden zu Beginn Definitionen und das allgemeine Vorgehen bei der Wirksamkeitsmessung sowie mögliche Beweisformen und -wertigkeiten für Wirksamkeitsnachweise dargestellt. Danach werden Schwierigkeiten bei der praktischen Überprüfung der Effekte in Dysphagietherapie und ausgewählte Beweise für die Wirksamkeit dieser Behandlung diskutiert.

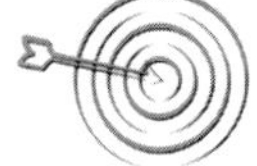

Nach dem Durcharbeiten dieses Kapitels kann die Leserin:

- den Unterschied zwischen Effektivitäts- und Outcomemessung erkennen.
- die Beweisstudien nach Cochrane benennen und erklären.
- einige Studien für die Wirksamkeit von Dysphagietherapie und die Interpretationsschwierigkeiten, die sich dabei ergeben, benennen.
- einfache Maßnahmen benennen, um Therapieeffekte im klinischen Alltag zu dokumentieren.

4.1 Effektivitätsforschung versus Outcomemessung

Effektivität versus Outcome

In den letzten Jahren wird von Gesetz- und Geldgebern im Gesundheitssystem immer häufiger der Nachweis von Therapieeffekten für bestimmte logopädische Methoden und Ansätze gefordert. Dies gilt auch für die Behandlung von Dysphagien. In der Logopädie hat sich hierfür das Konzept der sogenannten evidenzbasierten Praxis, der Idee der evidenzbasierten Medizin folgend, durchgesetzt. Das Ziel dieses Vorgehens ist die Zusammenführung der individuellen klinischen Erfahrung und der besten verfügbaren Daten aus der Effektivitätsforschung (Bartolome/Schröter-Morasch, 2006).

Im klinischen Alltag möchte die Therapeutin außerdem wissen, ob die von ihr gewählte Behandlungsform (z.B. eine Therapiemethode, ihr therapeutisches Vorgehen) für die Patientin, die sie betreut, in dem Behandlungszeitraum eine Wirkung zeigt. Hierbei geht es weniger um den Nachweis von grundsätzlichen Effekten einer Therapiemethode, sondern um die Wirkung des Gesamtvorgehens für die individuelle Patientin. Diese Untersuchung der Behandlungswirkung soll im Folgenden Outcomemessung genannt werden.

Beide Formen der Untersuchung einer Wirkung der Dysphagietherapie werden im Folgenden beschrieben und diskutiert.

4.2 Effektivitätsforschung in der Dysphagietherapie

In der Effektivitätsforschung werden Beweise (Evidenzen) für die Wirkung der Dysphagietherapie allgemein und einzelner Behandlungsmethoden (z. B. einer Form von Dysphagietherapie) gesammelt. Hierbei werden verschiedene sogenannte Evidenz-Level unterschieden. Diese Level sollen helfen, die Fülle der Informationen in der Fachliteratur besser beurteilen zu können.

4.2.1 Evidenzstufen des Cochrane Instituts

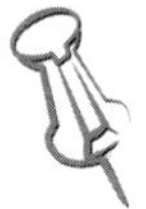

Eine solche Stufenskala stellen die Evidenzstufen des Cochrane Instituts (vgl. www.cochrane.de) dar. Hierbei sind die Level absteigend zu bewerten.

Beweis-Level 1

Stufe	Evidenz-Typ
Ia	wenigstens ein systematischer Review auf der Basis methodisch hochwertiger kontrollierter, randomisierter Studien (RCTs für Randomized Controlled Trials)
Ib	wenigstens ein ausreichend großer, methodisch hochwertiger RCT
IIa	wenigstens eine hochwertige Studie ohne Randomisierung
IIb	wenigstens eine hochwertige Studie eines anderen Typs quasi-experimenteller Studien
III	mehr als eine methodisch hochwertige nichtexperimentelle Studie
IV	Meinungen und Überzeugungen von angesehenen Autoritäten (aus klinischer Erfahrung); Expertenkommissionen; beschreibende Studien

Tabelle 4-1: Evidenzstufen des Cochrane Instituts (nach einer AHCPR Publication 1992, 92-0032: 100-107)

Eine randomisierte kontrollierte Evaluationsstudie einer Therapieform gilt als die ideale Form zum Nachweis von Therapieeffekten. Die Informationen aus mehreren solcher Untersuchungen (systematischer Review) gelten als der beste Beweis für Therapieeffekte und werden als Beweis-Level 1 bezeichnet.

In dem Untersuchungsdesign einer randomisiert kontrollierten Evaluationsstudie werden die zu untersuchenden Probandinnen nach dem Zufallsprinzip (= randomisiert) in zwei oder mehr Gruppen aufgeteilt. Die eine Gruppe erhält die zu untersuchende Therapie (z. B. eine Form von Dysphagietherapie). Die andere Gruppe erhält eine Vergleichstherapie (z. B. eine andere Form von Dysphagietherapie), eine Placebobehandlung oder keine Behandlung. Nach der Durchführung der unterschiedlichen Therapieformen werden die Ergebnisse der Patientengruppen miteinander verglichen.

Um hierbei auftretende Effekte messen und korrekt beurteilen zu können, müssen die Gruppen eine ausreichende Anzahl von Teilnehmerinnen sowie gleiche Startbedingungen haben. Letzteres wird durch eine für die Untersuchung passende Auswahl der Stichprobe (aus der Gesamtpopulation) und die Zuteilung der Teilnehmerinnen per Zufallsprinzip erreicht. Die Untersuchungsgruppen sollten sich hierbei bezüglich der untersuchungsrelevanten Merkmale (z. B. Form und Schwere der Erkrankung) gleichen, also homogen sein. Damit die Effekte der zu untersuchenden Therapie und nicht dem Vertrauen oder Glauben in diese Behandlung sicher zugeschrieben werden können, sollten weder die Teilnehmerinnen der Untersuchung noch die behandelnden Therapeutinnen wissen, welche Gruppe welche Behandlung bekommt (das Vorgehen wird Doppelverblindung genannt).
Dieses Vorgehen ist für Therapieformen wie denen aus der Dysphagietherapie nur schwer durchführbar. So wissen die behandelnden Therapeuten natürlich, welche Therapieform sie anwenden. Dysphagietherapie nicht durchzuführen (Kontrollgruppe) oder eine Therapieform anzubieten, die für nicht wirksam gehalten wird (Placebo-Behandlung), ist in der Dysphagietherapie ethisch nicht zu vertreten. Einige der Anforderungen an Untersuchungen des Beweis-Levels 1 lassen sich jedoch auch in der Erforschung der Wirkung von Dysphagietherapie erfüllen. So ist es sinnvoll und durchführbar, dass die Daten, die bei einer solchen Untersuchung erhoben werden, durch unabhängige Forscherinnen (und nicht durch die Therapeutinnen) erhoben und verarbeitet werden, um möglichst wenig Chancen einer Datenmanipulation oder anderer Form der Verzerrung der Ergebnisse zu bieten.

Beweis-Level 2

Ist eine streng nach dem Zufallsprinzip unterworfene Gruppenzuteilung nicht möglich, werden quasi-experimentell Untersuchungen durchgeführt. Hierbei werden sogenannte natürliche Gruppen miteinander verglichen, z. B. Patientinnen einer Klinikstation mit denen einer anderen Klinikstation. Die Zuordnung der Patientinnen zu einer der Untersuchungsgruppen erfolgt nach einem quasi zufallsorientierten Vorgehen. Die Untersuchungsgruppen sind auch hier im Idealfall in allen untersuchungsrelevanten Bedingungen homogen. Trotzdem kann es passieren, dass sich die Untersuchungsgruppen hinsichtlich verschiedener Merkmale systematisch (also nicht zufällig) unterscheiden. In einem solchen Fall wären die unterschiedlichen Behandlungsergebnisse nicht mehr direkt der genutzten Therapiemethode zuzuordnen. Für Untersuchungen der Beweis-Level Stufe 2 müssen also besondere Maßnahmen ergriffen werden, um sogenannte Störvariablen zu kontrollieren oder zu eliminieren. Dies kann z. B. durch eine Gleichverteilung der Störvariablen in allen untersuchten Gruppen oder durch „Zwillingsmatching" geschehen (weitere Möglichkeiten siehe Bortz/Döring 2006).

Beweis-Level 3

Beweis-Level 3 bezeichnet Ergebnisse aus nicht-experimentellen Untersuchungen. Hierzu zählen u.a. einfache Vergleichsstudien, Korrelationsstudien und Fall-Kontrollstudien.
In einer einfachen Vergleichsstudie werden zum Beispiel Patientinnengruppen bzw. Formen von Behandlungsmethoden im Klinikalltag miteinander verglichen.
Zweck von Korrelationsstudien ist es, die Stärke von Zusammenhängen zwischen mindestens zwei Variablen zu untersuchen. So könnte es zum Beispiel einen Zusammenhang zwischen der Intensität einer Behandlung und den Ergebnissen dieser Behandlung geben.
Bei einer Fall-Kontrollstudie handelt es sich um eine rückwirkende Untersuchung einer Stichprobe mit betroffenen Probandinnen (z. B. Patientinnen nach einem leichten Hirnstamminfarkt, die sich diätisch ernähren) und einer Stichprobe mit Kontrollprobandinnen (z. B. Patientinnen nach einem leichten Hirnstamminfarkt, die sich mit Normalkost ernähren). In beiden Gruppen werden nun rückwirkend Faktoren (z. B. Form der Behandlung, Einfluss von Umweltfaktoren) gesucht, die in beiden Gruppen stark verschieden waren. Sind diese Faktoren nicht zu finden, kann von einem Zusammenhang zwischen dem ursächlichen Unterschied der beiden Untersuchungsgruppen (z.B. Kostform diätisch oder nicht) und dem jetzigen Status (z. B. Ernährungszustand, Lebensqualität) ausgegangen werden. Sind sie zu finden, könnten sie neben der Kostform für den jetzigen Ernährungszustand verantwortlich sein.
Eine Sonderform stellt die Einzelfall-Kontroll-Studie dar. Einige Autoren ordnen diese Form der Effektivitätsform auch dem experimentellen Design zu. Für sehr heterogene und/oder sehr komplexe Krankheitsbilder ist diese Form der Untersuchung oft die einzige Möglichkeit Therapieeffekte nachzuweisen. Die untersuchte Patientin bildet hierbei ihre eigene Kontrolle. Die Effekte einer Behandlung bzw. der Einfluss verschiedener Störfaktoren (z. B. Spontanheilung, zusätzliche Erkrankung) wird durch Messungen unter verschiedenen Bedingungen (zu verschiedenen Zeitpunkten) festgestellt. Hierbei wird zwischen sogenannten Erhebungsphasen mit Behandlung und Erhebungsphasen ohne Behandlung unterschieden. Ist eine Leistung zu einem Zeitpunkt ohne Behandlung mehrmals gleich geblieben und hat sich nach einer Therapiephase verbessert, kann man relativ sicher feststellen, dass die Leistungssteigerung mit dem Therapieangebot zusammenhängt (vgl. Bartolome/Schröter-Morasch, 2006, 359 f., Bortz/Döring 2006, 580 ff.).
Die Ergebnisse solcher Untersuchungen geben wertvolle Hinweise für die Einschätzung der Wirksamkeit einer Therapie(form), sind aber streng genommen keine eindeutigen Beweise dafür, da in diesen Untersuchungsformen kein Nachweis der kausalen Wirksamkeit der zu untersuchenden Therapie(form) erbracht werden kann.

Beweis-Level 4

Zur Beweis-Stufe 4 gehören Meinungen und Überzeugungen von klinisch erfahrenen und angesehenen Autoritäten, Urteile von Expertenkommissionen sowie beschreibende Studien. Aus diesen „Beweisen“ lassen sich oft erste Hypothesen und Theorien für die weitere Untersuchung der Wirksamkeit einer Therapieform entwickeln.

4.2.2 Schwierigkeiten beim Übertrag der Evidenzstufen in die Effektivitätsforschung im Bereich der Dysphagie

In der Evaluationsforschung und erst recht im klinischen Alltag ist es bei dem Versuch, Therapieeffekte darzustellen, oft nicht einfach oder nicht möglich, die Anforderungen besonders aus Evidenz-Level 1 und 2 zu erfüllen. So ist es schon aus ethischen Gründen kaum zu vertreten, dass eine Patientengruppe eine als wirksam vermutete Behandlung bekommt und eine Gruppe nicht (Placebo-Gruppe und keine Behandlung). Oft wird der Ausweg gewählt, die Patientinnen der Kontrollgruppe dann zeitversetzt zu behandeln und der Interventionsgruppe eine Placebo-/ Nichtbehandlung ebenso zeitversetzt zukommen zu lassen (Cross-over-Design). Genau genommen sind die Startbedingungen für die beiden Gruppen hierbei jedoch nicht gleich, da der Zeitpunkt der Dysphagiebehandlung durchaus einen Einfluss auf die Behandlungsergebnisse hat, was sowohl methodologisch als auch ethisch kritisch zu betrachten ist.

Auch die Verblindung der behandelnden Therapeutinnen gegenüber der Behandlungsform, die sie vornehmen, ist nicht möglich, da die behandelnde Therapeutin natürlich wissen muss, welche Therapieform sie welcher Patientin zukommen lässt. Eine getrennte Konzeption und Auswertung der Untersuchung gegenüber der eigentlichen Durchführung der Therapien ist jedoch möglich und kann bei der Vermeidung einer ungewollten Beeinflussung der Therapieergebnisse zumindest ansatzweise helfen.

Oft gestaltet es sich jedoch als schwierig, eine genügend große Anzahl von Teilnehmerinnen in die Untersuchung einzubeziehen. Das gelingt am ehesten, wenn mehrere Forscherinnen in verschiedenen Einrichtungen nach dem gleichen Forschungsdesign vorgehen oder die Effektivitätsstudien einrichtungsübergreifend durchgeführt werden.

Ein weiteres Problem für die Effektivitätsforschung stellt die sogenannte Spontanremission dar. So ist davon auszugehen, dass sich viele Patientinnen in den ersten Wochen ihrer Erkrankung erholen, ohne dass die Ursache hierfür in einer Dysphagietherapie zu suchen ist. Ein Großteil der Dysphagiediagnostik und -behandlung findet aber eben auch in diesen ersten Wochen und Monaten der Erkrankung statt. Somit ist ein Nachweis der Therapiewirkung nur schwer möglich.

Diese und weitere Gründe führen dazu, dass die meisten Untersuchungen zur Wirksamkeit von Dysphagietherapie dem Evidenz-Level 3 und 4 entsprechen. Vereinzelt wurden auch Untersuchungen nach Level 2 durchgeführt.

Einige der Nachweise für Wirksamkeit von Dysphagietherapie sollen im Folgenden kurz beschrieben werden. Auf andere wird, sofern es Übersichtsarbeiten hierzu gibt, verwiesen. Wieder andere wurden schon in Kapitel 3 beschrieben.

4.2.3 Welche Beweise gibt es für die Wirksamkeit von Dysphagietherapie?

Beispiele für Effektivität von Dysphagie-Therapie

Sucht man in der Cochrane-Bibliothek nach einer Übersicht zur Wirksamkeit von Dysphagietherapie allgemein (Stand: Oktober 2009), findet man nur wenige Übersichtsarbeiten (Beweis-Level 1). So beschäftigt sich eine Übersichtsarbeit mit operativen Interventionsmöglichkeiten zur Verringerung der dysphagischen Erscheinungen bei ösophagealen Tumorerkrankungen (Sreedharan et al. 2009) und eine Arbeit mit nichtmedikamentöser (also auch logopädischer) Therapie bei Schluckstörungen im Rahmen von Parkinsonerkrankungen (Deane et al. 2001). Bei letzterer konnte keine Interventionsstudie gefunden werden, deren Methodik dem Beweis-Level 1 entsprach, sodass Effekte von Dysphagietherapie weder bewiesen noch widerlegt werden konnten. Ein weiterer Review betrachtet Behandlungsmöglichkeiten bei Schluckstörungen, die bei chronischen Muskelerkrankungen auftreten können (Hill et al. 2004). Auch hier konnten wegen methodischer Mängel keine klaren Schlussfolgerungen gezogen werden. Außerdem lässt sich ein Bericht zu Management- und Therapiemöglichkeiten nach einem akuten Schlaganfall finden (Bath et al. 2002). Unter anderem wird hierbei die Wirkung von PEG-Sonden im Vergleich zu Nasensonden für das Überleben der Patientinnen mit Dysphagie betrachtet. Zu anderen Therapiemaßnahmen können die Autoren nur schlussfolgern, dass zu wenig randomisierte Untersuchungen vorliegen, um zu schlüssigen Erkenntnissen zu kommen. Daneben findet sich ein Bericht zur Akupunktur bei Dysphagie (Xie et al. 2008), wobei deren Wirkung weder festgestellt noch widerlegt werden konnte. Des Weiteren lassen sich einige Übersichtsarbeiten zu operativen Maßnahmen bei zervikaler Dystonie sowie zu Interventionsmöglichkeiten bei Pilzerkrankungen, die u. a. auch bei Dysphagie (z. B. bei Tumorerkrankungen und deren Behandlung) auftreten können (z. B. Clarkson et al. 2007), finden.
Foley und Kolleginnen untersuchten in einer systematischen Literatursuche die Wirkung von Dysphagiemanagement und -therapie für Patientinnen nach einem Hirninfarkt. Sie konnten jedoch trotz intensiver Recherche nur wenige Aussagen machen: Schluckstörungen treten nach einem Hirninfarkt häufig auf, allgemeine Dysphagiemanagementprogramme sind mit einem reduzierten Pneumonierisiko in der Akutphase verbunden, und Nasensonden führen im Vergleich zu PEG-Sonden nicht zu erhöhter Mortalität (Foley et al. 2008).

McCabe und Kolleginnen (McCabe et al. 2009) untersuchten Studien (Fallstudien), die sich mit der Wirksamkeit von Therapietechniken wie Kopfdrehungen und dem Chin-Down-Manöver (Kopf nach vorn/ unten) und Schluckmanövern (z.B. supraglottisches Schlucken, effortful swallow) bei Dysphagie nach Tumorerkrankungen beschäftigten. Sie untersuchten Arbeiten aus der Zeit von März 2007 bis April 2008. Nur sechs Studien konnten für tendenzielle Aussagen bezüglich der Therapiewirksamkeit herangezogen werden. So konnte das Chin-Tuck-Manöver bei Patientinnen mit Ösophagus-Tumor Aspiration deutlich verhindern. Der Einsatz des super-supraglottischen Manövers sorgte bei einigen Patientinnen für eine Verbesserung der Symptomatik, bei anderen nicht. Das angestrengte Schlucken (effortful swallow) dagegen scheint es Patientinnen mit Tumor im Hals- und Nackenbereich zu ermöglichen, die Stärke der Zungenbasisretraktion und den Druck zur Pharynxwand zu erhöhen und damit effektiver zu schlucken. Das Mendelsohn-Manöver sorgte (mit und ohne Biofeedbackunterstützung) für eine Verlängerung der Kehlkopfhebung und eine Verschlusszeit der Luftwege ähnlich der von gesunden Probandinnen. Einige der Patientinnen konnten sich dann wieder oral ernähren. Da die Anzahl der Probandinnen in den einzelnen Studien sehr gering war, ist die Aussagekraft dieses Reviews jedoch sehr begrenzt. Speyer et al. (2010) konnten in einem Review von 59 Studien (RCTs und Fallstudien) einen allgemeinen positiven Effekt von Dysphagietherapie entdecken. Sie stellten aber auch fest, dass klare Aussagen über besonders erfolgreiche Therapietechniken, Wirkfaktoren oder Konsequenzen der Therapieeffekte für den Alltag der Patientinnen wegen methologischer Probleme, geringer Fallzahlen oder der großen Variabilität der Evaluationswerkzeuge in den Studien nur bedingt möglich sind.

Im Gegensatz zu diesen zum Teil wenig aussagekräftigen Versuchen, Beweise vom Level 1 für die Wirksamkeit von Dysphagietherapie zu finden, lassen einzelne kontrollierte und randomisierte Untersuchungen zumindest tendenzielle Aussagen bei bestimmten Behandlungsformen zu. Eine erste RCT zu einer bestimmten Form der Dysphagietherapie führte Jacobs et al. (Jacobs et al. 1999) mit einem Vergleich der Myotomie des oberen Ösophagussphinkters mit einer Therapieform, die keine Myotomie enthielt, durch. Für Patientinnen, die wegen eines Tumors im Zungen- oder Kehlkopfraum operiert werden, wurde diese Operation oft automatisch vorgenommen, da vermutet wurde, dass diese Prozedur das Schlucken erleichtern könnte. Um diese Vermutung zu überprüfen, wurden alle an der Untersuchung teilnehmenden Kliniken gebeten, eine Videofluoroskopie nach einem bestimmten Protokoll durchzuführen und so einzuschicken, dass die Forscherinnen, die die Daten weiter verarbeiteten, nicht erkennen konnten, ob die Teilnehmerinnen eine Myotonie erhalten hatten oder nicht. Die Forscherinnen analysierten die eingeschickten Röntgenschlucke nun auf Effektivität und Effizienz des Schluckablaufs (vgl. Rademaker et al. 1994, in Logemann 2006a) und schickten alle Daten weiter an ein unabhängiges Institut zur statistischen Analyse. Nach dieser Analyse konnten keine Unterschiede zwischen den untersuchten Gruppen gefunden werden. Es gab also keinen Nachweis dafür, dass Patientinnen, die während einer OP wegen eines Tumors im Zungen- oder Kehlkopfbereich eine Myotonie des OÖS erhalten hatten, danach besser schlucken konnten als die Patientinnen, deren OP ohne Myotonie durchgeführt wurde.
Durch Kopfhebe-Übungen (Shaker-Manöver) wurde in einer anderen RCT (Shaker et al. 2002) die Kräftigung der suprahyoidalen Muskulatur erreicht. Dadurch verbesserte sich die Öffnung des oberen Ösophagussphinkters. In einer weiteren RCT wird die Wirkung des Shaker-Manövers untersucht. An dieser Untersuchung nehmen Patientinnen teil, die per Zufall der Shaker-Gruppe oder einer Gruppe, die eine sogenannte

Standardtherapie erhalten, zugeordnet wurden. Alle Patientinnen haben eine Schluckstörung nach einem Hirninfarkt oder infolge eines Tumors im Halsbereich. Die Schluckstörung besteht seit mindestens drei Monaten und sie werden per Nahrungssonde ernährt. Während der Untersuchungszeit von sechs Wochen erhalten die Patientinnen der einen Gruppe zweimal pro Woche Therapie mit dem Shaker-Manöver. Die Patientinnen der anderen Gruppe nehmen an einer Therapie teil, die ebenfalls zweimal pro Woche durchgeführt wird und Übungen zum „Effortful Swallow", Mendelsohn-Manöver und super-supraglottischen Schlucken enthält. Zwischenergebnisse zeigen, dass das Shaker-Manöver zur Stärkung der suprahyoiden Muskeln und stärkeren Verkürzung des Thyrohyoid-Muskels und damit zu einer einfacheren Öffnung des oberen Ösophagussphinkters führt (z. B. Mepani et al. 2009). Es konnte außerdem gezeigt werden, dass beide Therapieprogramme Einfluss auf die Schluckphysiologie haben, die Shaker-Gruppe nach den bisherigen Ergebnissen jedoch am Ende der Therapie weniger aspiriert als die Kontrollgruppe (Logemann et al. 2009).

Neben ersten Ergebnissen zur Wirksamkeit von einzelnen Schlucktechniken oder Therapiemethoden in RCT's gibt es einige Berichte, Kohorten- und Kleingruppenstudien sowie andere Hinweise auf erfolgreiche Dysphagietherapie bzw. erfolgreiches Dysphagiemanagement.

So hat sich der Einsatz von Haltungsänderungen, z. B. die Anteflexion des Kopfes in unterschiedlichen Situationen als erfolgreich erwiesen, sofern die Patientinnen Symptome einer gestörten oralen Boluskontrolle, verzögerten Reflexauslösung oder eingeschränkten Zungenbasisretraktion zeigten (z. B. Welch et al. 1993; Ertekin et al. 2001). Auch andere Haltungsmanöver haben für bestimmte Schluckprobleme ihre Effektivität auf der Funktionsebene gezeigt (siehe Übersicht in Bartolome 2004, 79).

Auch die Veränderung der Nahrung ist für bestimmte Schluckstörungen eine erfolgreiche Therapiestrategie. Wirkt für die Auslösung des Schluckreflexes die Vergrößerung des Bolus positiv (z. B. Bisch et al. 1994), ist es für einige Dysphagieformen nach einem Hirninfarkt sinnvoller, die Bolusgröße zu verringern (Daniels 2000). Das Andicken von Nahrung hat bei Patientinnen mit gestörter Boluskontrolle und verzögerter Reflexauslösung gezeigt, dass es das Aspirationsrisiko vermindert und den Ernährungszustand verbessern kann (z. B. Bisch et al. 1994, Kuhlemeier et al. 2001). Logemann und Kolleginnen (Logemann et al. 2008) konnten in einem groß angelegten RCT mit 711 Teilnehmerinnen mit Mb. Parkinson und Demenz im Alter von 50 bis 95 Jahren zeigen, dass das Andicken von Flüssigkeiten auf eine Honig-Konsistenz Aspiration am ehesten verhinderte, gefolgt vom Andicken zu einer Nektar-Konsistenz und dem Chin-Down-Manöver. Patientinnen mit schwerer Demenz konnten am wenigsten von den Interventionsmöglichkeiten profitieren. Die Patientinnen bevorzugten im Gegensatz zum Therapieerfolg das Chin-Down-Manöver vor dem Andicken der Nahrung. Veränderungen von Geschmack und Temperatur sorgen kurzzeitig für ein prompteres Schlucken, sofern Patientinnen Probleme mit der Schluckreflextriggerung haben (vgl. Kapitel 3).

Auch im Bereich der Aktivität und Teilhabe konnte der Effekt von Dysphagietherapie (z. B. FDT) gezeigt werden. Schon seit den 1990er-Jahren zeigten einige Forscherinnen (z. B. Horner et al. 1991, Neumann et al. 1995, Bartolome et al. 1997, Elmstahl et al. 1999, Prosiegel et al. 2000, Prosiegel 2002, Hägg/Larrson 2004) zeigen, dass Patientinnen mit subakuten bzw. chronischen Schluckstörungen infolge eines Hirninfarkts oder anderer neurologischer Erkrankungen nach 10- bis 15-wöchiger Therapie mit einer Kombination aus Kraftübungen, Schluckmanövern, Haltungsänderungen und sensorischer Therapie sich wieder voll oral ernähren oder mindestens eine Verbesserung ihres Ernährungsstatus (Hochstufung bei einer Ernährungsskala von z. B. Sonde, partiell oral, voll oral) erreichen konnten. Hierbei gab es jedoch nicht zwingendermaßen einen Zusammenhang zwischen den Schluckfunktionen und den Ernährungsstaus auf der einen Seite und der Zufriedenheit mit dem Ess-/ Schluckprozess auf der anderen Seite (z. B. Elmstahl et al. 1999).

Insgesamt kann man feststellen, dass der Nutzen von Dysphagietherapie trotz zum Teil fehlender Beweise auf höchstem Niveau (Level 1) gezeigt werden konnte. Die genauen Wirkungsmechanismen (z. B.: Warum lassen sich einige Kraftübungen/-verbesserungen für den Schluckprozess übertragen und andere nicht? Welche Therapiefrequenz ist am besten geeignet? Welche „therapeutischen Kompetenzen" sind in der Dysphagie besonders wirksam?) können jedoch noch nicht vollständig entdeckt und nachgewiesen werden. Für einzelne Therapiemethoden gibt es erste Wirkungsnachweise, für andere sind diese noch sehr begrenzt. Zu einigen Aspekten der Dysphagiebehandlung wie der Kosten-Nutzen-Analyse im Sinne des finanziellen Aufwandes sowie zum Thema der Zufriedenheit von Patientinnen und Angehörigen gibt es zurzeit sogar nur sehr wenige Untersuchungen (vgl. aber Waters et al. 2004 und Diskussion um PEG-Anlage in der Geriatrie in Kapitel 6).

4.3 Wirkungsnachweise in der alltäglichen Praxis

Beispiele für Outcome

Trotzdem stellt sich in der logopädischen Praxis die Frage, wie sich der Therapieeffekt in der konkreten Therapie beobachten bzw. nachweisen lässt. Im folgenden Abschnitt werden hierzu einige Vorschläge formuliert.

Um auch bei der alltäglichen Therapie erkennen zu können, ob und welche Therapieeffekte während der eigenen Behandlung auftreten, also auch, um zu bestimmen, ob es sinnvoll ist, die bisher genutzte Therapieform weiter einzusetzen oder die Behandlungsstrategie zu wechseln, wird Folgendes empfohlen:

- Durchführung einer Eingangs- und Ausgangsdiagnostik. Hierbei sollten die gleichen Messinstrumente eingesetzt werden, damit die jeweiligen Ergebnisse vergleichbar sind.
- Genaue Dokumentation – auch zwischen der Eingangs- und Ausgangsdiagnostik – anhand konkreter Kriterien der eigenen Thera-

pieschritte und deren Effekte für die Patientin bzw. für den Schluck- bzw. Ess- und Trinkablauf. Hierbei können die Kriterien sowohl auf Funktionsebene (z. B. Anzahl der Schlucke in einer bestimmten Zeit, Ableitung der Zungenkraft beim Schlucken) als auch für den Ernährungszustand (z. B. welche Form der Ernährung erfolgt, welche Menge wird gegessen, wie ist das Gewicht, wie sind Blutwerte o. Ä.) festgelegt werden.

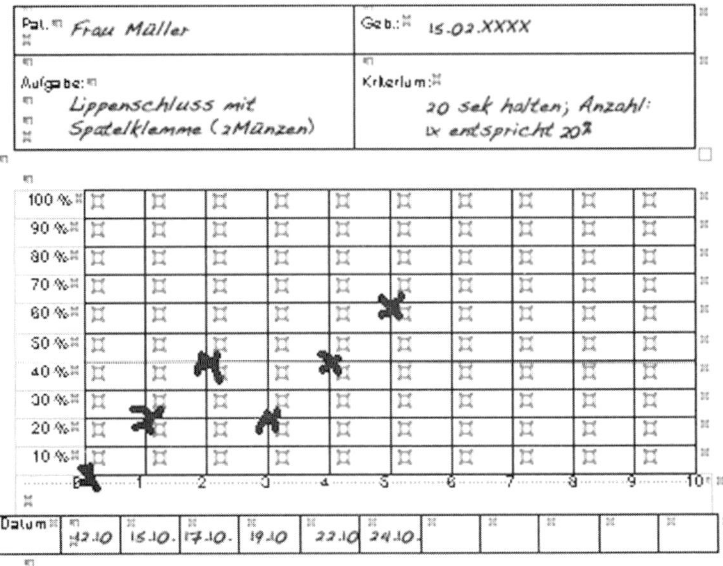

Pat.: Frau Müller	Geb.: 15.02.XXXX
Aufgabe: Lippenschluss mit Spatelklemme (2 Münzen)	Kriterium: 20 sek halten; Anzahl: 1x entspricht 20%

Datum	12.10	15.10.	17.10.	19.10	22.10	24.10.					

Abbildung 4-1: Einfaches Verlaufsprotokoll für die Dysphagietherapie

- Vergleich des eigenen Therapievorgehens mit Leitlinien und Empfehlungen von Fachgesellschaften sowie Informationsbeschaffung zu aktuellen Diagnostik- und Therapiemethoden und deren Wirkung in der Klinik
- Einsatz valider[1] und reliabler[2] Diagnostikinstrumente und Durchführung der (Zwischen-)Befunderhebung nach strukturierten gleichen Abläufen, damit die Ergebnisse mit denen anderer Patientinnen vergleichbar sind.
- Klare Zielformulierung gemeinsam mit Patientin und Angehörigen sowie Abgleich dieser Ziele mit den erreichten Ergebnissen in festen Abständen.

1 Misst das Diagnostikinstrument tatsächlich das, was es vorgibt zu messen, z. B. sagen bestimmte Sprechleistungen, wie sie in der klinischen Schluckuntersuchung oft abgefragt werden, tatsächlich etwas über die Zungenbewegungen beim Schlucken aus?

2 Würde bei mehrfachem Einsatz des Diagnostikinstruments oder, wenn unterschiedliche Untersucher das Diagnostikinstrument nutzen, das Ergebnis gleich ausfallen?

4.4 Literaturempfehlungen

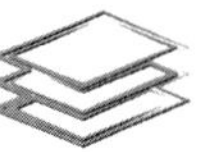

Bartolome, G., Schröter-Morasch, H. (2006). Schluckstörungen: Diagnostik und Rehabilitation. München: Elsevier.

Logemann, J.A. (1987). Criteria for studies of treatment for oral-pharyngeal dysphagia. Dysphagia 1 (4). 193-199.

Logemann, J.A. (2006a). Update on Clinical Trials in Dysphagia. Dysphagia. 21. 116-120.

Logemann, J.A. (2006b). Levels of evidence supporting dysphagia interventions: where are we going? Seminars in Speech Language. 27. 219-226.

Nusser Müller-Busch, R. (2004). Die Therapie des Facio-Oralen Trakts. F.O.T.T. nach Kay Coombes. Berlin: Springer.

Robey, R.R. (2004). A five-phase model for clinical-outcome research. Journal of Communication Disorders 37. 401-411.

Skeat, J., Perry, A. (2005). Outcome Measurement in Dysphagia: Not So Hard to Swallow. Dysphagia. 20. 113-122.

5 Dysphagietherapie bei Kindern mit Ess-, Mund- und Trinkstörungen (Zerebralparesen und kraniofaziale Syndrome)

Ziel dieses Kapitels ist es, sich schwerpunktmäßig mit den Störungen der Nahrungsaufnahme bei Kindern zu befassen. Nach dem Lesen des Kapitels kennt die Leserin:

- Ursachen für das Auftreten kindlicher Dysphagien
- spezielle Symptome beim Auftreten kindlicher Dysphagien
- Besonderheiten in der Befunderhebung bei Kindern
- unterschiedliche Therapieansätze und -konzepte der Dysphagietherapie bei Kindern

5.1 Ätiopathogenese kindlicher Ess-, Mund- und Trinkstörungen

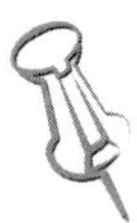

Schluckstörungen bei Kindern finden im Arbeitsfeld der Logopädinnen immer noch wenig Beachtung. Dabei sind laut Bundeszentrale für gesundheitliche Aufklärung (BZGA 2009) (http://www.bzga-essstoerungen.de/fuetterstoerungen) ca. 15 bis 20 % aller Kinder in Deutschland von einer leichten bis mittelgradigen Fütterstörung betroffen. 3 bis 7 % der Kinder leiden bundesweit unter einer schweren Fütterstörung (vgl. Bombor 2008, 28).

Linscheid (2006) und Burklow et al. (1998) berichten sogar von Zahlen im Bereich von 25-45% bei Kindern mit typischem Entwicklungsverlauf und 33-80% bei Kindern mit Entwicklungsverzögerungen. Dabei fassen sie die geschätzte Prävalenz von Fütterstörungen und Störungen der Nahrungsaufnahme in einer pädiatrischen Gruppe zusammen (Linscheid/Burklow in Lefton-Greif/Arvedson 2007).

Hiermit handelt es sich also um einen Arbeitsbereich, der mehr und mehr in das Tätigkeitsfeld der Logopädinnen integriert werden muss.

Kindliche Dysphagien sind grundsätzlich immer in der Gesamtentwicklung des Kindes zu betrachten und können akut, chronisch konstant oder chronisch progredient auftreten (vgl. Bigenzahn/Denk 1999, 29). Oberstes Ziel der Behandlung dieser Störungen ist die gesicherte orale Ernährung. Dabei handelt es sich sowohl um die Beeinflussung der Funktionsstörung als auch um die Förderung der Aktivität und Teilhabe. Essen und Trinken sind wichtige Aktivitäten des täglichen Lebens und im Bezug auf die Lebensqualität des Einzelnen von elementarer Bedeutung.

5.1.1 Begriffsklärung

Schluckstörungen im Kindesalter allgemein können funktionell oder organisch bedingt sein. Dabei handelt es sich um Störungen im Bereich

der orofazialen Muskulatur und/oder aller am Schlucken beteiligten Strukturen. Hierbei ist es wesentlich, die Störungen der Nahrungsaufnahme von den Fütterstörungen und von der isolierten Form der orofazialen Störungen abzugrenzen. Letztere werden auch als myofunktionelle Störungen (MFS) bezeichnet und gehen häufig mit Zahn-und Kieferfehlstellungen einher.
Bei der Sichtung der Literatur (vgl. Arvedson/Brodsky 2001; Morris/Klein 2000, 2001; van den Engel-Hoek 2008) zum Thema Kinderdysphagie zeigt sich, dass keine einheitliche Terminologie verwendet wird. So werden als Fütterstörungen häufig frühkindliche Anpassungsstörungen beim Stillen, beim Übergang zur Flaschennahrung oder Breikost oder beim Füttern von fester Nahrung bezeichnet (vgl. Bombor 2008).
Laut ICF wird Fütterstörung definiert als Nahrungsverweigerung und extrem wählerisches Essverhalten bei angemessenem Nahrungsangebot, einer hinreichend kompetenten Betreuungsperson und in Abwesenheit einer organischen Krankheit (Aswanthanarayand et al. 2010).
Den Begriff der Essstörungen verwendet man im Deutschen häufig im Zusammenhang mit Magersucht oder Bulimie (vgl. BZGA 2009). Keine typischen Schluckstörungen im Sinne von Beeinträchtigungen im Bereich des Nahrungstransportes stellen die myofunktionellen Störungen dar.

Betrachtet man Schluckstörungen als Störungen der Aufnahme, Verarbeitung und im Transport von Nahrung und/oder Speichel, bedingt durch angeborene und/oder erworbene Erkrankungen oder Verhaltensmuster, dann bietet es sich auch im Bereich der kindlichen Schluckstörungen an, den Begriff **„Dysphagie"** zu benutzen (vgl. auch Bombor 2008). Im Folgenden wird also einheitlich von **„kindlicher Dysphagie"** gesprochen.

Das Kapitel beschäftigt sich schwerpunktmäßig mit der Therapie neurologisch oder genetisch bedingter kindlicher Dysphagie. Aus diesem Grund wird der Bereich der myofunktionellen Störungen vernachlässigt.

5.1.2 Ursachen kindlicher Dysphagien

Betrachtet man die Ursache kindlicher Dysphagie, dann bietet sich folgende Einteilung nach van den Engel-Hoek (2008, 38 ff.) ergänzt durch Bigenzahn/Denk (1999, 30) an:

- **anatomische Ursachen:** dazu zählen z. B. die Lippen-, Kiefer- und Gaumen- Segelspalten, Makro- oder Mikroglossien, Ösophagusatresie, Abweichungen im Magen-Darmtrakt (z. B. Reflux) und kraniofaziale Syndrome mit Veränderungen im Gesichts- oder Mundbereich (z. B. Pierre-Robin-Syndrom)
- **medizinische Ursachen:** dazu zählen z. B. Herz- oder Lungenstörungen (bronchopulmonale Dysplasie bei Frühgeborenen), Nierenstörungen (u.a. bei Frühgeborenen), Tumorerkrankungen, Stoffwechselstörungen, Traumata, Erkrankungen oder Veränderungen der Speiseröhre und des Magens (Reflux) und Störungen durch Nahrungsmittelunverträglichkeiten oder Medikamente

- **neurologische Ursachen:** z. B. Tonusstörungen oder Sensibilitätsstörungen, angeborene oder erworbene Hirnschädigungen, infantile Zerebralparesen, Enzephalopathien, intrakranielle Blutungen (vor allem bei Frühgeborenen), Tumore, degenerative Erkrankungen (z. B. HIV-Enzephalopathie, Rett-Syndrom), Reifungsstörungen, Myopathien, Muskeldysthrophien
- **zu wenig Erfahrung:** z.B. durch Anpassungsstörungen nach zu langer Sondenernährung. Ein Mangel an Erfahrung, z.B. mit verschiedenen Nahrungskonsistenzen kann auch entstehen, wenn ein Kind zu lange einseitig ernährt wird oder nur Flüssigkeit erhält.
- **durch Verhalten (Umgebung) verursachte Dysphagie:** z. B. durch negative Konditionierung, pädagogische Probleme oder eine geistige Behinderung
- **funktionelle Störungen:** z. B. Habits, bei denen sich das Kind eine falsche Motorik angewöhnt hat (auch MFS)

Bei Säuglingen stehen vor allem Probleme beim Saugen im Vordergrund. Hier kann die Koordination von Saugen, Schlucken und Atmen gestört sein. Mögliche Ursachen hierfür können sein:

- eine primäre Atemstörung z.B. ein pulmonales Distress Syndrom (Pulmonale Insuffizienz, Atemnot) oder bei Frühgeborenen eine Bronchopulmonardysplasie (erworbene Lungenerkrankung bei Neugeborenen nach Langzeitbeatmung)
- Dysfunktion des Atemzentrums
- Nahrungsaufnahme strengt das Kind übermäßig an. Infolgedessen kommt es zu einer Zunahme der Körperspannung, welche die Koordination von Essen und Atmung stören kann.
- beim Essen ist die Zunge in Richtung Luftröhre retrahiert, was ein effizientes Saugen und die Koordination von Atmen und Schlucken erschwert.
- Tonusschwankungen und mangelnde motorische Kontrolle (vgl. Morris/Klein 2001, 234)

5.1.3 Symptome

Die Symptome kindlicher Dysphagien unterscheiden sich bei älteren Kindern im Wesentlichen kaum von denen erwachsener Patienten. Zur besseren Übersicht sind im Folgenden einige der wesentlichen Symptome noch einmal phasenspezifisch zusammengefasst:

Orale Phase	Pharyngeale Phase	Ösophageale Phase
Anteriores Leaking (Austritt von Speichel u./o. Nahrung aus dem Mund)	Nasale Regurgitation durch durch fehlenden Nasen-Rachen-Abschluss	Behinderung des Nahrungstransportes in der Speiseröhre
Fehlender Mundschluss, Zungenprotrusion, Hypersalivation	Funktionseinschränkung der Rachenmuskulatur (zu spät ausgelöste oder fehlende Reflexe)	
Eingeschränkte Kieferbeweglichkeit und -kraft	Eingeschränkte Kehlkopfhebung	
Sensibilitätsstörungen	Penetration oder Aspiration von Nahrung in die Atemwege	
Eingeschränkte Zungenmotorik mit Folgeproblemen beim oralen Nahrungstransport	Gurgelnde Stimme unter anderem als Hinweis auf stille Aspiration	
Übersteigerter oder verminderter oraler Reflex (z. B. Beißreflex, Würgereflex)	Probleme der Öffnung der Speiseröhre beim Nahrungseintritt (Übergang von pharyngealer zu ösophagealer Phase)	

Tabelle 5-1: Übersicht zur Symptomatik der Schluckstörungen bei Kindern

5.2 Besonderheiten bei der Befunderhebung

Die klinische Untersuchung von Kindern mit Dysphagie ist ein grundlegender Schritt zur genauen Erhebung der Art und des Ausmaßes des Problems. Sie bildet die Grundlage für die weitere Behandlungsplanung. Eine gut durchdachte und koordinierte Behandlungsplanung kann das Leben dieser Kinder und ihrer Bezugspersonen entscheidend positiv beeinflussen.

Deshalb sollte keine Klinikerin die Untersuchung und Behandlung dieser Kinder isoliert vornehmen. Es bedarf eines interdisziplinären Teams aus Phoniaterinnen, Neuropädiaterinnen, Ergotherapeutinnen, Physiotherapeutinnen, Logopädinnen u. a., welches die Ergebnisse aller Untersuchungen zusammenführt und so die Basis für das geeignete Vorgehen schafft.

Dabei variieren die Optionen zur Behandlung im Einzelfall je nach Anamnese, körperlicher Untersuchung und der klinischen Untersuchung des Essverhaltens (vgl. Arvedson/Brodsky 2001, 283 ff.)
Auslösende Kriterien für eine Ess- und Schluckdiagnostik können z. B. sein:

- mangelhafte Koordination von Schlucken und Saugen
- schwaches Saugen
- Atemunterbrechungen oder -stillstände während des Saugens
- exzessives Würgen oder wiederholtes Husten während des Fütterns
- plötzlich neu auftretende Probleme während des Essens
- Gewichtsverlust oder mangelnde Gewichtszunahme über 2–3 Monate (Unterernährung)
- ernsthafte Irritationen oder Verhaltensprobleme während der Fütterung
- wiederholte Lungenentzündung im Zusammenhang mit Fütterschwierigkeiten
- Sorge über mögliche Aspiration während der Mahlzeiten
- Lethargie oder erhöhte Aktivität während der Fütterung
- Fütterzeiten länger als 30 bis 40 Minuten
- unerklärliche Essensverweigerung mit Unterernährung
- nasopharyngealer Reflux während des Fütterns
- Abweichungen in der physiologischen Entwicklung der Nahrungsaufnahme
- Kinder mit kraniofazialen Anomalien
- Übelkeit und Erbrechen
- gesteigerte Salivation
- Nichterreichen bestimmter Meilensteine der Entwicklung
- Löffelfütterung im Alter von 9 Monaten noch nicht möglich
- Kauen von normalen Mahlzeiten, selbstständiges Essen von Finger Food oder mit dem Löffel mit 18 Monaten noch nicht möglich
- Trinken aus einer Tasse mit 24 Monaten noch nicht möglich
- Kinder mit Veränderungen im Gesundheitsstatus (z.B. Verletzungen), die einen negativen Einfluss auf die orale Ernährung haben
- Kinder mit einer CP, die sich zunächst gut zu entwickeln scheinen und dann z.B. wegen einer Atemwegsinfektion Rückschritte machen (Arvedson/Brodsky 2001, 287 ff.)

5.2.1 Apparative Diagnostik

apparative Diagnostik

Auch an dieser Stelle ist zu bemerken, das alle Verfahren der apparativen Diagnostik, die im Kapitel 2.4 ausführlich beschrieben wurden, Einsatz finden können. Wesentliche Auswahlkriterien in der Entscheidungsfindung werden das Alter und die Kooperationsbereitschaft des Kindes sein. Bei Neugeborenen und jüngeren Kindern wird somit die klinische Diagnostik im Vordergrund stehen.
Prinzipiell stehen mit der **Videofluoroskopie** und der **fiberoptisch-endoskopischen Schluckdiagnostik** zwei Verfahren zur Verfügung, die auch im Kindes- und Jugendalter genutzt werden können (vgl. Bader/

Niemann 2007). In der Anwendung der Verfahren ergeben sich jedoch Einschränkungen. Der Einsatz der Videofluoroskopie wird durch das Bestreben limitiert, die Strahlenexposition bei Kindern möglichst zu vermeiden bzw. so gering wie möglich zu halten. Die fiberoptisch-endoskopische Schluckdiagnostik erfordert eine gewisse Kooperationsbereitschaft der Kinder und erscheint schwer durchführbar, insbesondere bei kleineren Kindern.

Bader/Niemann (2007) untersuchten über einen Zeitraum von neun Jahren 144 Kinder im Alter von 0,8 bis 17,9 Jahren mittels fiberoptisch-endoskopischer Schluckdiagnostik im Hinblick auf die Durchführbarkeit, die Komplikationshäufigkeit und die Relevanz der Untersuchung für die Therapieplanung. Im Ergebnis zeigte sich, dass die fiberoptisch-endoskopische Schluckdiagnostik zweifelsohne Restriktionen unterliegt, aber in über 80 % der Fälle wichtige Informationen über die Schluckfähigkeit der zumeist schwerbehinderten Kinder und Jugendlichen lieferte. Allein die Tatsache, dass bei knapp der Hälfte aller untersuchten Kinder nach der Endoskopie eine Modifikation des Ernährungsmanagements empfohlen wurde, unterstreicht die Relevanz dieser Untersuchungsmethode. Dies gilt vor allem für vorher ausschließlich oral ernährte Patienten (vgl. Bader/Niemann 2007).

Die **zervikale Auskultation** mittels Stethoskop oder Mikrofon kann als Teil der klinischen Untersuchung der pharyngealen Phase nützlich sein. Säuglinge und Kinder mit Essstörungen können Stimm- und Atemmuster aufweisen, die auf starke Sekretion, Flüssigkeit oder Nahrung im Larynx hinweisen. Eine brodelnde Stimme unterstreicht den Verdacht, dass Material in die oberen Atemwege gelangt ist. Das Bewusstsein für den Zusammenhang dieser veränderten Stimmqualität mit Schluckproblemen wird die Klinikerin im Hinblick auf zusätzliche diagnostische Anstrengungen alarmieren.

5.2.2 Klinische Befunderhebung

klinische Befunderhebung

Wie auch bei Erwachsenen beinhaltet eine umfassende klinische Untersuchung normalerweise:

- familiäre, medizinische, Entwicklungs- und Fütteranamnese
- die Befunderhebung (z.B. Ruhebeobachtung, Beobachtung bei gezielten Bewegungsaufgaben)
- die Beobachtung einer typischen Mahlzeit

Die klinische Untersuchung ermöglicht es der Therapeutin

- mögliche Ursachen für die Dysphagie zu identifizieren
- eine Hypothese über Art und Ausmaß der Dysphagie zu formulieren
- therapeutische Maßnahmen zu planen
- Fütterungsmöglichkeiten zu entwickeln, die für das Kind sicher sind und familiäre und kulturelle Gewohnheiten berücksichtigen
- herauszufinden, ob apparative Untersuchungen notwendig sind

- zu eruieren, inwieweit der Patient fähig und bereit ist, an solchen apparativen Untersuchungen teilzunehmen (vgl. Arvedson/Brodsky 2002, 285)

5.2.3 Diagnostikbögen

Im Folgenden soll eine Auswahl von Untersuchungsbögen vorgestellt werden, welche für die Diagnostik kindlicher Dysphagien entwickelt wurden. Auf die Darstellung von Untersuchungsverfahren, die schwerpunktmäßig myofunktionelle Störungen erfassen, wird an dieser Stelle verzichtet.

Neonatal Oral-Motor Assessment Scale (NOMAS) von Palmer et al. (1993a)
Die NOMAS ist ein objektiver Bewertungsbogen, der normale und abweichende oral-motorische Funktionen erfasst. Die Zielgruppe sind Neugeborene und Kinder bis zum dritten Lebensmonat (der Bogen ist geeignet, solange Reflexe im Mundbereich bestehen). Beobachtet und bewertet werden die verschiedenen Bewegungen des Kiefers und der Zunge. Mittels eines Punktesystems kann bestimmt werden, ob das Saugen normal ist oder eine Dysfunktion oder Desorganisation besteht. Unter Desorganisation versteht man eine unzureichende Organisation von Saugen, Schlucken und Atmen. Eine Dysfunktion hingegen zeigt sich in einer Unterbrechung des Fütterns durch abnorme Bewegungen von Zunge und Kiefer (vgl. van den Engel-Hoek 2008, 42).

Beobachtungsschema Oral-Sensory Feeding Disorders von Palmer et al. (1993b)
Da die NOMAS nur bis zu einem Alter von ca. drei Monaten verwendet werden kann, wurde in der Folge ein Beobachtungsschema entwickelt, nach dem Fütterstörungen sensorischen oder motorischen Ursprungs unterschieden werden können (vgl. van den Engel-Hoek 2008, 42). Palmer et al. listen hierbei unterschiedliche Kriterien für oral-sensorische Fütterstörungen bei Kindern bis zu einem Alter von drei Monaten und Kindern, die älter als drei Monate sind, auf. Eine Übersicht hierüber findet sich in van den Engel-Hoek (2008, 43).

Befunderhebung des Essens von S. E. Morris und M. D. Klein
Das Testmaterial von Morris und Klein (2001) ist wohl der bekannteste Diagnostikbogen für kindliche Schluckstörungen im deutschsprachigen Raum. Es handelt sich hierbei um vier verschiedene Teile, welche zusammen eine Beobachtungsbatterie ergeben. Die Vorlagen für das Material stammen aus dem Buch von Morris und Klein (2000). Die Durchführung aller Bögen dauert insgesamt circa eine Stunde.
Morris und Klein haben ergänzend dazu einen Elternfragebogen mit Bezug auf die Nahrungsaufnahme des betroffenen Kindes erstellt. Hier werden die Essgewohnheiten sowie die Vorlieben des Kindes in Zusammenhang mit der Nahrungsaufnahme erfragt (vgl. Jödicke 2007, 56 ff.).

Oral-Motor and Feeding Evaluation von J. C. Arvedson und L. Brodsky
Dieses Untersuchungsmaterial wurde in Amerika entwickelt und gewinnt in Deutschland zunehmend an Popularität. Es handelt sich hier um einen Beobachtungsbogen, welcher speziell auf die kindlichen Schluckstörungen abgestimmt wurde. Er umfasst sieben Seiten und versucht die Auffälligkeiten des kindlichen Schluckens zu dokumentieren. Die Durchführung dauert zwischen 30 und 40 Minuten. Das Untersuchungsmaterial ist in zwei große Bereiche unterteilt. Der erste Teil befasst sich mit den anamnestischen Daten der prä- und perinatalen Besonderheiten. Im zweiten Teil werden der Schluckvorgang und das Verhalten des Kindes im Umgang mit der Nahrungsaufnahme überprüft (vgl. Jödicke 2007, 56 ff.).

Untersuchungsbogen für den orofazialen Komplex von R. Castillo Morales
Die Untersuchung nach Castillo Morales soll nach Aussage des Autors nur einige Anhaltspunkte für die Analyse des Schluckens geben (Castillo Morales, 1998). Der Bogen geht sehr ausführlich auf die einzelnen Funktionen der am Schluckvorgang beteiligten Strukturen ein. Die Diagnostik ist für Kinder, Jugendliche und Erwachsene konzipiert. Der Bogen untersucht den orofazialen Komplex eingehend, wohingegen der gesamtkörperliche Einfluss und Zustand der Betroffenen in dem Untersuchungsbogen vernachlässigt werden. Die Anamnese ist sehr kurz gefasst und lässt die pränatale Entwicklung ganz heraus. Das Material besteht aus fünf Seiten und ist in etwa 45 bis 60 Minuten durchzuführen. Um diesen Bogen auszufüllen, bedarf es einer erfahrenen Logopädin, die sich genau mit den orofazialen Strukturen auskennt und auch mit der Verwendung der Begrifflichkeiten von Castillo Morales vertraut ist (vgl. Jödicke 2007, 56 ff.).

5.3 Ausgewählte therapeutische Konzepte

Orofaziale Regulationstherapie nach R. Castillo Morales
Therapiekonzepte

Rodolfo Castillo Morales (Rehabilitationsarzt) leitet in Cordoba/Argentinien ein Rehabilitationszentrum für Kinder und Erwachsene. Seine Erkenntnisse bezieht er unter anderen auch aus der Beobachtung der Lebensgewohnheiten der lateinamerikanischen Ureinwohner, insbesondere aus ihrem Umgang mit Säuglingen und Kleinkindern. Er erstellte ein Konzept (vgl. Castillo Morales 1998), das auf sensomotorischen und orofazialen Schwerpunkten ausgerichtet war (vgl. Castillo Morales, 1998), die:

- Neuromotorische Entwicklungstherapie
- Orofaziale Regulationstherapie (ORT)

Die beiden Therapieschwerpunkte werden seit 1997 nicht mehr getrennt unterrichtet, da eine Behandlung im orofazialen Bereich ohne Berücksichtigung und Stabilisierung des Haltungshintergrundes keinen Erfolg verspricht. Das Therapiekonzept wird in einer sechswöchigen Fortbildung mit längeren Pausen zwischen den einzelnen Modulen vermittelt.

C. Morales entwickelte das Konzept aus den damals bestehenden Vorstellungen zur Entwicklungsneurologie sowie auf der Basis der Lehren des Ehepaars Bobath und Voijta.
Die orofaziale Regulationstherapie wird seit Langem im Bereich der kindlichen Dysphagien angewendet und intensiv eingesetzt.
Grundannahme des Konzeptes ist die Theorie, dass in der Mundregion der größte Entwicklungsschub im ersten Lebensjahr eines Kindes erfolgt. Dieser Zeitraum entspricht der Frühphase der Hirnreifung. Hier ist erfahrungsgemäß die größte fördernde Beeinflussung des Zentralnervensystems möglich. Deshalb sollte die Therapie bei Kindern so früh wie möglich erfolgen. Grundlage der Therapie bilden verschiedene manuelle Techniken wie Berührung, Streichen, Druck, Zug und Vibration. Ziel dieser Techniken ist die Förderung der Sensibilität und die Verbesserung der Muskelaktivität im Mund- und Gesichtsbereich. Dabei wird zuerst der äußere Mund- und Gesichtsbereich stimuliert. Ist in diesem Bereich die Sensibilität weitestgehend normalisiert, wird der intraorale Bereich in die Therapie einbezogen.
Die Behandlung auf der Basis des Konzeptes orientiert sich an der Funktion. Sie ist das wichtigste Element innerhalb des Konzeptes. Ziel der Regulation soll u.a. ein harmonisches Zusammenspiel und ein Gleichgewicht zwischen den verschiedenen Teilen des orofazialen Komplexes und den übrigen Organsystemen des Körpers sein (Castillo Morales 1998, 21 ff.). So wirkt sich eine Störung des orofazialen Komplexes nicht nur im orofazialen System selbst aus, sondern stört das Gleichgewicht des gesamten Organsystems. Form und Funktion interagieren dabei miteinander. Zum einen ist z. B. die konkave Form des Gaumens erforderlich, damit die Zunge ihre Funktion ausüben kann, andererseits wird die Form des Gaumens durch die Zunge modelliert. Der Umgang mit dem Konzept setzt nach Meinung des Autors genaue Kenntnisse der muskulo-skeletären Verhältnisse im Sinne der funktionellen Anatomie voraus.
Castillo Morales bezieht zusätzlich Gaumenplatten in die Therapie mit ein, die mit speziellen individuell ausgewählten Stimulationspunkten bestimmte Bewegungen der Zunge fördern können (Stiller in Böhme 2006a).
Im Folgenden soll nun das Konzept etwas genauer vorgestellt werden:

Befundaufnahme:
Zur Befundaufnahme wird eine detaillierte Beobachtung gefordert, die Lippen, Zunge, Gaumen, Gaumensegel und schlussendlich das gesamte orofaziale System einschließt. Ebenso muss bei der Befunderhebung auf Kompensationsmechanismen wie z.B. die Reklination (Rückwärtsneigung) des Kopfes zum besseren Nahrungstransport in den Ösophagus bei insuffizientem Schluckakt geachtet werden. Weiterhin entwickeln z. B. Kinder mit Morbus Down durch eine generalisierte Muskelhypotonie eine zunehmende Fehlstellung des Kiefers (Prognathie), eine schmale Oberlippe und einen schmalen Gaumen infolge der konstanten Reklination und der hypotonen Zungenmuskulatur (vgl. Castillo Morales 1998, 104 ff.).

Das Behandlungskonzept:
Ziel der Behandlung ist es, normale oder annähernd normale Bewegungsmuster anzubahnen.

Behandlungstechniken sind die manuelle Kopf- und Kieferkontrolle, die an Grunderkrankung und Symptomatik angepasst werden müssen. Eine weitere wesentliche Säule des Therapiekonzeptes stellt die sensorische Stimulation durch Berührung, Streichen, Zug, Druck und Vibration dar. Diese Techniken werden u. a. angewendet im Bereich der mimischen Muskulatur, der äußeren Mundmuskulatur und der oberen und unteren Zungenbeinmuskulatur.
Das Konzept bietet Basisübungen, spezielle Übungen, Übungen im Mund sowie Übungen zum Saugen bzw. Möglichkeiten zur Stimulation und Fazilitation an. Des Weiteren wird der Einsatz von kieferorthopädischen Hilfsmitteln favorisiert. Insbesondere finden Gaumenplatten bei Kindern mit Morbus Down Anwendung (vgl. Castillo Morales 1998, 112 ff.).
Indiziert ist die Anwendung des Konzeptes z. B. bei Säuglingen mit Saug- und Schluckproblemen, bei Kindern mit orofazialen Störungen infolge von Morbus Down, Pierre Robin Syndrom, Zerebralparesen, Dyspraxien, bei Lippen-Kiefer-Gaumenspalten und Fazialisparesen. Auch in der Rehabilitation von Erwachsenen mit Dysphagie findet das Konzept teilweise Anwendung, siehe auch Kapitel 3.2.4.
Für das genaue therapeutische Vorgehen ist weiterführende Literatur zu empfehlen:

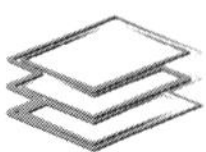

Castillo Morales, R. (1998[2]): Die orofaziale Regulationstherapie. München: Pflaum-Verlag

Exkurs:
Von Castillo Morales wurden bezüglich der Anwendung seiner Therapiemethode zahlreiche Fallbeobachtungen beschrieben. Leider fehlt es derzeit noch an systematischen Evaluationsstudien. Trotzdem finden sich einzelne Studien, die sich mit der Auswirkung der Therapie auf die Mundmotorik und das Essverhalten oder auf die Mundmotorik und die Sprachentwicklung beziehen.

Fallbeobachtungen

So berichteten unter anderem Haberfellner et al. (1977 in Karch et al. 2008) über den Versuch, die Effekte einer längerfristigen Behandlung (6-24 Monate) einschließlich der Anpassung von speziellen Gaumenplatten bei Kindern mit infantiler Zerebralparese zu dokumentieren. Bei allen zehn untersuchten Kindern zeigte sich eine Verbesserung in folgenden Bereichen: Empfindlichkeit der Mundschleimhaut, Kontrolle des Speichels, Nasenatmung und Artikulation. Eine Kontrollgruppe wurde leider nicht untersucht.

Auch Limbrock et al. (1991 in Karch et al. 2008) untersuchten die Behandlungserfolge der orofazialen Regulationstherapie in Verbindung mit der Anpassung von Gaumenplatten bei Kindern mit

Morbus Down. Alle Kinder stammten aus der gleichen Einrichtung. 89 Patienten wurden nachfolgend erfasst und nahmen an der Studie Teil, 22 brachen die Behandlung aus verschiedenen Gründen ab. Die verbliebenen 67 Kinder (Alter 1 bis 73 Monate) wurden zwischen 7 bis 36 Monaten entsprechend des therapeutischen Konzeptes behandelt. Parallel dazu erhielten sie krankengymnastische Behandlung nach Bobath oder Vojta. Auch hier gab es keine Kontrollgruppe. Alle Kinder wurden kinderneurologisch und zahnärztlich zu Beginn und nach Beendigung der Behandlung nach festgelegten Scores untersucht. Es fanden sich signifikante Effekte hinsichtlich Zungenposition, Spannung und Haltung der Lippen, beim Mundschluss und beim Saugen.

Mund- und Esstherapie bei Kindern nach S.E. Morris und M.D. Klein
Beide Autorinnen arbeiten mit ess- und bewegungsgestörten Kindern und Jugendlichen und geben ihr Wissen im Rahmen von Fortbildungsveranstaltungen weiter. Das veröffentlichte therapeutische Vorgehen eignet sich zur Behandlung von Kindern mit Schluckstörungen verschiedener Altersklassen. Formuliert werden grundlegende Prinzipien, die für die Behandlung von Essstörungen (kindlichen Dysphagien) gelten. Diese Prinzipien bauen logisch aufeinander auf und dienen der Planung der Behandlung. Aus diesen Prinzipien ergeben sich Kriterien für kurzfristige Behandlungsziele und für die Auswahl der geeigneten Ansätze.

Behandlungsprinzipien (Morris/Klein 2001, 115 ff.):

1. Veränderung der Lern- und Kommunikationssituation. Wird die Fähigkeit des Kindes zu lernen und zu kommunizieren beeinflusst, verbessern sich oft seine motorischen und sensorischen Voraussetzungen.
2. Veränderung von Haltung und Bewegung. Veränderungen beim Essen sind durch Veränderungen der Körperhaltung und Bewegung zu erzielen. Man beobachtet die Bewegungsfähigkeit und nimmt Veränderungen vor, indem man von proximal nach distal arbeitet. Man würde z. B. zuerst den Hals, die Schultern und den Kiefer behandeln, bevor man direkt auf Lippen oder Zunge eingeht.
3. Abbau von einschränkenden Reaktionen gegenüber sensorischem Input. Motorische Fähigkeiten werden über die Sensorik erworben. Probleme wie Hypersensibilität, Hyperreaktionen, Hyposensibilität, sensorische Abwehr usw. müssen abgebaut werden, um innere sensomotorische Gegebenheiten zu schaffen, von denen ausgehend das Kind lernen kann. Deshalb werden zuerst Techniken angewendet, die dem Kind helfen, visuelle, auditive, taktile, vestibuläre Geschmacks- und Temperaturempfindungen zu tolerieren und zu integrieren: Erst dann werden neue orale Muster fazilitiert.
4. Hemmung einschränkender Reflexe. Einschränkende Tonus- und Bewegungsmuster im oralen Bereich verhindern die Entwicklung normaler frühkindlicher Essmuster. Da sie die Gesamtfunktion be-

einträchtigen, müssen diese einschränkenden oralen Reflexe auf den Essablauf gehemmt werden.

5. Fazilitation normaler früher Bewegungsmuster. Zuerst müssen einschränkende Bewegungsmuster gehemmt werden. Danach müssen neue sensomotorische Abläufe stimuliert oder fazilitiert werden, die zur normalen Entwicklung gehören.
6. Fazilitation komplexer Funktionen. Zuerst werden frühe orale Bewegungsmuster beim Kind identifiziert. Darauf baut man nach und nach komplexere Bewegungsmuster des Saugens, Schluckens, Beißens und Kauens auf, indem man primitivere Muster wie zum Beispiel das Vor-Zurück-Saugmuster akzeptiert. Sobald eine grundlegende Kompetenz erreicht ist, können komplexere Funktionen fazilitiert werden (Morris/Klein, 115 ff.)

Behandlungsbeispiel:

Zungenprotrusion und Zungenstoß

- Ursache für die Fehlfunktionen bestimmen (Morris/Klein 2001, 185)
- Sitzhaltung normalisieren
- Tonusregulation
- Förderung der vertikalen Zungenbewegung
- Förderung der Zungenmobilität
- Kieferkontrolle/Förderung der Zungenruhelage
- Saugen (Förderung der normalen Vor-Zurück-Saugbewegung)
- Löffel flach nach unten in Mund, leicht vibrieren, Löffel langsam entfernen

Für das genaue therapeutische Vorgehen ist weiterführend die Literatur zu empfehlen:

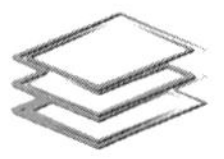

Morris, S.E./Klein, M.D. (2001): Mund-und-Esstherapie bei Kindern. Entwicklung, Störung und Behandlung orofazialer Fähigkeiten. München: Urban und Fischer

Therapie von Kau-, Trink- und Schluckstörungen im Säuglings- und Kindesalter nach T. Pörnbacher

T. Pörnbacher ist Diplom-Logopädin und Bobath-Therapeutin und leitet das Pörnbacher Lehrinstitut in München.

Sie entwickelte ein Konzept, bei dem eine gesamtpersonenbezogene und zeitgleiche Verknüpfung der orofazialen, sinnesphysiologischen und physiotherapeutischen Bewegungsaktivitäten geschieht (Pörnbacher in Böhme 2006a, 383).

Pörnbacher (2009) sagt: „In diesem Programm der Entwicklung von Bewegungs- und Haltungseinnahme gegen die Schwerkrafteinwirkung geschieht in der idealen motorischen Entwicklung in strenger Symmetrieorganisation zeitgleich eine gesamtpersonenbezogene Entwicklungsverknüpfung in genetisch veranlagten Mustern der Mund-Gesichts-Rachenkoordination sowie der Nacken-Kiefergelenksmuskelmechanik, der Atemtätigkeit und der Lautierfunktion, der auditiven und visuellen Sinnesreizaufnahme, der Wachstumsphasen des Skelettsystems u.a.m.“ (http://poernbacherkonzept.de [4.1.2009])

Befundung und Therapieimpulse werden in fließenden Übergängen in

einem logischen Zusammenhang gehalten. Grundlage des Konzeptes ist die Arbeit mit spezifisch-aktivierend wirksamen Lagerungselementen, z.B. die Keillagerung mit Abduktionsschienung. Ziel ist hier die Verlagerung des Körperschwerpunktes entlang der Brustwirbelsäule nach unten mit folgender Kopf- und Brustaufrichtung. Neben der Aktivierung der Aufrichtung wird die Körpersymmetrieorganisation gefördert, was vor allem für Patienten mit infantiler Zerebralparese eine optimale Voraussetzung für die Entwicklung·zu sein scheint (vgl.http://poern bacherkonzept.de. 04.01.2009).
Pörnbacher (in Böhme2006, 386) führt weiterhin aus: „Das gesamte orofaziale Bahnungskonzept wird integrativ aus der Bauchlage heraus gelenkt. Über die Zunahme der Nacken-Kieferstellreaktion unter Nackendehnung wird automatisch die mundnahe Bewegungseinleitung gebahnt. Sie beinhaltet die Reflexkoordinationsschemata, die für das Kind eine organisierbare Struktur in Raum und Zeit aufweisen. Hier setzt die basale Organisationsstufe für sensomotorische Halte-und Bewegungsleistungen im Mund- und Kopfbereich selbstprogrammiert ein".
Therapeutisch wird die Füttersituation aus der seitlich leicht aufgedrehten Bauchlagerung heraus eingeleitet (ca. 20–40 Grad) oder in mobilitätsaktivierender Aufrichtungslagerung mit Rotation in der Körperlängsachse durchgeführt. Der wesentliche Effekt bei der Fütterung aus der therapeutisch geführten Bauchlage ist das Aktivieren der orofazialen Reaktion und der Bewegungsreaktionen mit entsprechenden Gelenks- und Muskelkettenproduktionen.
Pörnbacher distanziert sich weitestgehend von indirekten, stimulierenden Verfahren und, wie sie es nennt, „manipulativen Fremdeingriffen an Gesicht Mund und Zunge" durch die Therapeutin. Sie sagt: „ Wir können keine isolierte Zungenbewegung veranlassen, indem wir diese lediglich durch taktile Hilfestellung von außen (mittels Vibration, Tapping, Streichung, Kopfdrehung o.Ä.) in eine bestimmte Richtung beordern, ohne die Richtungsaktivierung und die Schaltstellen der gesamten Kopf-Körperdrehpunkte zu verstehen." (Pörnbacher in Böhme 2006, 391). Sie verwendet ein methodenspezifisches Spatelprogramm, jedoch nur bei Spätbehandlung zur Intensivierung von basalen Haltepositionen. Frau Pörnbacher lehrt ihr Konzept in speziellen Weiterbildungen, Informationen finden sich auf ihrer oben genannten Website.

Funktionelle Behandlung von Ess- und Schluckstörungen nach F. Yossem

F. Yossem ist Psychologin und arbeitet mit behinderten Kindern. Schwerpunkt ihrer Tätigkeit ist die Therapie und Beratung von Menschen mit Ess- und Schluckstörungen. Ihr Konzept basiert auf den Theorien des Konzeptes von H. Müller. Yossem behandelt Kinder und Erwachsene nach ihrem Konzept (Yossem 1999 in Damag 2007).
Das Konzept besteht aus drei Teilen. Der erste Teil beinhaltet Überlegungen zum Therapeuten-Patienten Verhältnis sowie zur Diagnostik und Behandlungsplanung. Anzeichen oraler Dysfunktionen werden ebenso beschrieben wie Überlegungen zur Befunderhebung. Auch die Bedeutung sensorischer Prozesse bei der Nahrungsaufnahme spielt eine

Rolle. Behandlungsorientiert werden Ideen zur Haltungskorrektur unter Berücksichtigung der Bewegungsentwicklung dargestellt. Letztlich geht es auch um die Bedeutung der Nahrungsmittel bezüglich der Verbesserung der Kaufähigkeit und des Trinkens. Im zweiten Teil finden sich Falldarstellungen aus ihrer eigenen Tätigkeit. Im Mittelpunkt des dritten Teils stehen Behandlungstechniken. Yossem beginnt mit der sensorischen Desensibilisierung des ganzen Körpers. Anschließend bietet sie Möglichkeiten zur Kopf- und Kieferkontrolle beim Schluckvorgang an. Genannt werden auch Wege zum Lippenschluss sowie Techniken zum Abbau und der Modifizierung des Zungenstoßes und zum Abbau des tonischen Beißreflexes. Möglichkeiten zur Förderung von Zungen- und Kieferbewegungen werden angeboten. Vorschläge zum besseren Trinken und Techniken zur Verbesserung des Schluckens runden das Konzept ab.

Das Essen nach H. Müller
H. Müller, eine Schweizer Logopädin gilt als eine der Vorreiterinnen der Förderung des Essens und der Dysphagietherapie (Damag 2007, 139). In ihrem Konzept vergleicht sie die Entwicklung der Nahrungsaufnahme des gesunden Kindes mit der des zerebralparetischen Kindes. Weiterhin beschreibt sie u.a. Haltungsmöglichkeiten beim Füttern, Möglichkeiten der Mund- und Kieferkontrolle, Trinken aus der Flasche sowie Füttern mit dem Löffel beim zerebralparetischen Kind. Auch zeigt sie „erste Schritte" in Richtung selbstständigem Essen auf und macht Vorschläge zur Unterstützung des Kindes. Hinweise zur Sprachentwicklung des zerebralparetischen Kindes werden ebenfalls gegeben (Damag 2007, 141). An dieser Stelle soll ein Fallbeispiel das praktische Vorgehen im therapeutischen Prozess näher erläutern.

5.4 Fallbeispiel

5.4.1 Subjektive Beschwerde

Die Mutter von D. berichtet, dass ihre Tochter wegen auffälligen Essverhaltens (Stopfen der Nahrung) in letzter Zeit oft Bauchschmerzen hatte. Diese wiederholten Beschwerden nahm sie zum Anlass einer Vorstellung des Kindes in der Phoniatrie im audiologisch-phoniatrischen Zentrum (APZ).

5.4.2 Anamnestische Angaben

Die hier vorgestellte Patientin, D. S., ist zum gegenwärtigen Zeitpunkt 15 Jahre alt und lebt mit ihrer Mutter und ihrem 17-jährigen Bruder in einer gemeinsamen Wohnung. D. besucht eine Schule für geistig Behinderte in der Mittelstufe, dort wird sie ganztägig von 8 bis 16 Uhr betreut. Der Transport zur Schule und von dort nach Hause wird vom Fahrdienst übernommen. Die Betreuung außerhalb der Schule teilen sich Mutter und Großmutter.

D. wurde als zweites Kind der Familie nach einer unkomplizierten Schwangerschaft geboren. Die Geburt verlief komplikationslos.
Die Entwicklung im ersten Lebensjahr erschien der Mutter unauffällig. Zu bemerken ist, dass D. häufig krank war und einen längeren Krankenhausaufenthalt aufgrund von Bronchiektasen erleben musste. Danach veränderte sich nach Angaben der Mutter das Verhalten des Kindes und die Entwicklung stagnierte. Die Mutter konsultierte in Folge verschiedene Ärzte und D. wurde vom Sozialpädiatrischen Zentrum (SPZ) betreut. Ende des dritten Lebensjahres wurde die Diagnose „Frühkindlicher Autismus“ gestellt.
Daraufhin wurde D. in einem Integrativkindergarten betreut und es erfolgte später die Einschulung in die Schule für geistig Behinderte. Die Mutter wollte die gestellte Diagnose nicht akzeptieren und konsultierte immer wieder andere Ärzte. Aufgrund dieser Bemühungen wurde 2004 die Diagnose Rett-Syndrom genetisch gesichert.
D. wird seit ihrem dritten Lebensjahr vom SPZ förderpädagogisch betreut. Über die Phoniatrie wurde D. wegen Sprachentwicklungsbehinderung und Störung des Essverhaltens ebenfalls seit dem dritten Lebensjahr betreut. Die dort durchgeführte Sprachdiagnostik führte zu keinem Ergebnis, da D. die Mitarbeit verweigerte. Auch die wiederholt angesetzte Entwicklungsdiagnostik war nicht durchführbar. Seit 2004 erhält D. in regelmäßigen Abständen Therapie zur Behandlung ihrer Dysphagie.

5.4.3 Diagnose

Medizinische Diagnose: Kindliche Dysphagie bei Rett-Syndrom
Logopädische Untersuchung
Information aus Beobachtung:
D. wirkt bei der Vorstellung sehr aufgeregt, sie zeigt stereotype Bewegungen der Hände (die für Rett-Syndrom typischen Waschbewegungen) und nimmt keinen Blickkontakt auf. Das Gangbild erscheint unkoordiniert, der Körpertonus wirkt unterspannt. Sie äußert sich kaum verbal. Das Essverhalten ist auffällig. D. zerkleinert die Nahrung nicht, sie schluckt den Bolus unzerkaut.

Information aus Untersuchung:
Ebene der Körperstruktur und -funktion
D. leidet am Rett-Syndrom, einer tief greifenden Entwicklungsstörung und Enzephalopathie. Dabei handelt es sich in 80–90 % der Fälle um dominante de novo Mutationen des X Chromosoms (http://Y/de.wikipedia.org./wiki/Rett-Syndrom; 25.11.2009).
Da weder im deutschsprachigen noch im englischsprachigen Raum standardisierte Untersuchungsverfahren für kindliche Dysphagie vorliegen, wurde der Beobachtungsbogen von Arvedson und Brodsky (2002) zur Oral-Motor and Feeding Evaluation verwendet.

Anamnese der Nahrungsaufnahme	
Utensilien	Löffel und Becher, Finger
Konsistenz der Nahrung	fest
Dauer einer Mahlzeit	20 Minuten
Anzeichen einer Dysfunktion	Schlucken von unzerkauter Nahrung, großer Bolus wird abgeschluckt, z. T. halbe Schnitte im Ganzen
Beobachtung vor der Nahrungsaufnahme	
Neurologische Probleme	Rett-Syndrom
Tonus und Bewegungsmuster	Tonus wechselnd Körper instabil Distale Mobilität mangelhaft
Stimmqualitäten	Manchmal gurgelnd
Orofaziale Strukturen	Mundschluss ausbleibend Zunge zeigt wenig laterale Bewegung, Hypotonus
Motorische Funktionen und Einschätzung der Nahrungsaufnahme	
Orofaziale Strukturen	Zunge zeigt Hebung, Protrusion, wenig Lateralisation
Orale Reflexe	Würgereflex
Salivation	Regelmäßig stark
Assoziierte Bewegungen	Hin- und Herrutschen, stereotype Bewegungen

Tabelle 5-2: Beispiele aus dem Befund von D.

Durch das Schlucken von unzerkleinerter Nahrung kam es in der Folge zu Bauchschmerzen und Verdauungsstörungen.

Ebene der Aktivität und Partizipation
Die Informationen in diesem Bereich wurden im Elterngespräch erfragt. Die bekannten Informationen zum häuslichen Umfeld finden sich in der Anamnese. Ergänzend ist zu bemerken, das D. keine Freunde hat. Sie besucht gelegentlich Veranstaltungen in der Kirchengemeinde, zieht sich aber auch dort zurück. Sie wird gewaschen und angezogen. Die Mutter liest ihr täglich kurze Geschichten vor und unterbreitet ihr einfache Spielangebote. Die häuslichen Mahlzeiten werden gemeinsam eingenommen, D. wird hierbei oft gefüttert.

Kontextfaktoren
Im häuslichen Umfeld können die Mahlzeiten in einer sehr ruhigen und konzentrierten Form eingenommen werden. Das wirkt sich günstig auf den Prozess der Nahrungsaufnahme und auf das Therapieergebnis aus.

Weitere Diagnostik
Auf eine apparative Diagnostik musste aus Gründen mangelnder Kooperativität der Patientin verzichtet werden.

5.4.4 Schwerpunkt der Therapie

D. erhält einmal pro Woche eine Stunde Dysphagietherapie. Die Therapiedauer beträgt 60 Minuten. Da eine Steigerung der Frequenz durch die Rahmenbedingungen nicht möglich ist, erfolgte eine intensive Elternanleitung zur Übung im häuslichen Umfeld. Die Mutter zeigte sich sehr kooperativ und arbeitete intensiv mit dem therapeutischen Team zusammen. Der Therapieschwerpunkt liegt auf der Ebene der Körperfunktion, d. h., die Patientin erhält vordergründig symptomorientierte Therapie. Gearbeitet wurde nach Prinzipien der orofazialen Regulationstherapie nach R. Castillo Morales (vgl. Castillo Morales, 1998) verbunden mit Übungen aus den restituierenden und kompensatorischen Therapiebereichen der funktionellen Dysphagietherapie. Folgende Therapieziele wurden angestrebt:

1) Optimierung des ganzkörperlichen Tonus zur Schaffung einer relaxierten Ausgangsposition
2) Optimierung des orofazialen Tonus sowie
3) Erreichen eines annähernd normalen Schluckverhaltens mit Schwerpunkt auf der oralen Phase

Spezielle Therapieziele waren:

- Erreichen eines vollständigen Lippenschlusses für ca. 3 Sekunden
- Kräftigung der Wangenmuskulatur
- Erreichen der Zungenlateralisation, der Zungenspitzenelevation sowie der rotierenden Kieferbewegung

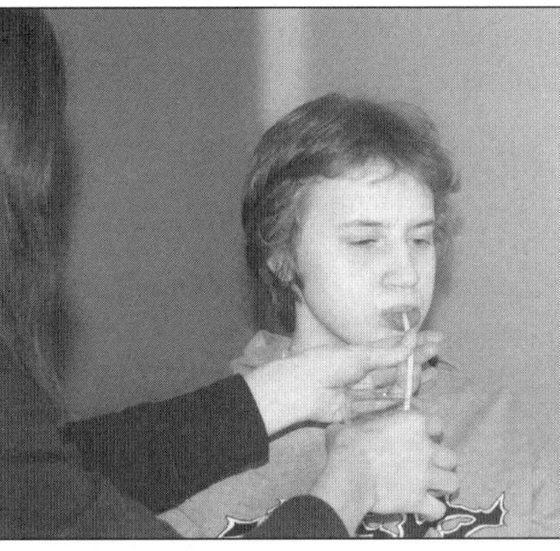

Abbildung 5-1: Saugen mit dem Strohhalm als autonome Bewegungsübung
Ziel: Lippenschluss
Vorgehen: D. saugt Bananenmilch (Konsistenz: dickflüssig) durch den Strohhalm, die Lippen müssen dabei den Strohhalm fest umschließen.
Beachte: Strohhalm mit den Lippen und nicht mit der Zunge festhalten (Bartolome/Schröter-Morasch, 2006, 295)

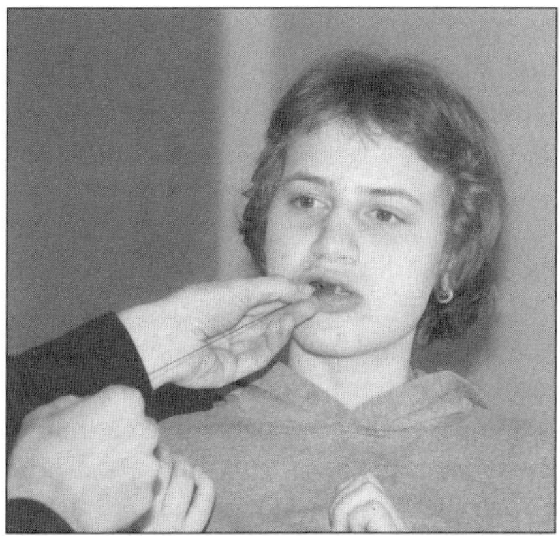

Abbildung 5-2: Knopftauziehen nach Garliner (Garliner 1989)
Ziel: Lippenschluss
Vorgehen: D. hält einen an einem Faden befestigten Knopf mit den Lippen, der Therapeut gibt dosierten Widerstand durch Zug. Ebenfalls sollte eine normale Bolusformung und Boluskontrolle erreicht werden.

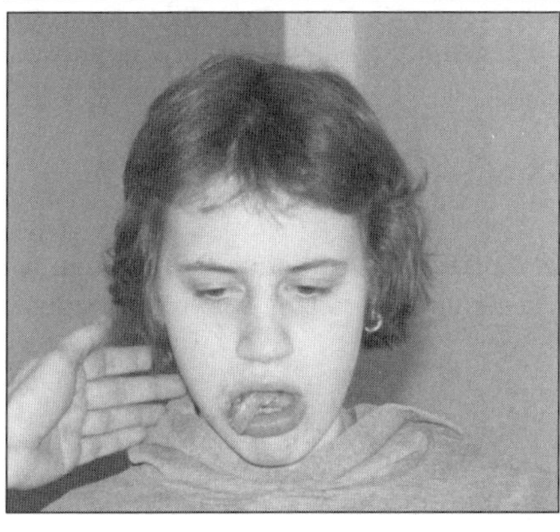

Abbildung 5-3: Kauerhalten ohne therapeutische Hilfe, mangelnder Lippenschluss, geringe Zungenbeweglichkeit

Nach 30 Therapiesitzungen kam es bei D. bei angemessener Körperhaltung zu einer deutlichen Verbesserung des Essverhaltens in der Therapie. D. war in der Lage Nahrung selbst zum Mund zu führen, abzubeißen und den Bolus zu zerkleinern. Bolusformung und Boluskontrolle besserten sich deutlich. Auch mit dem Löffel konnte sie selbstständig essen. Der Mundschluss konnte kurzfristig erreicht werden.

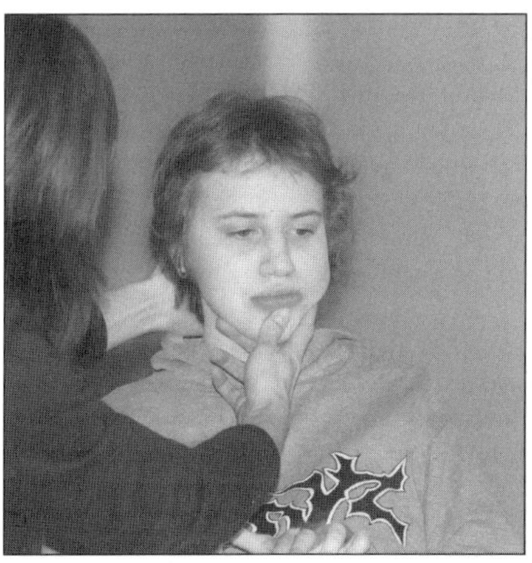

Abbildung 5-4: Kauverhalten mit therapeutischer Hilfe, Kieferkontrollgriff, Unterstützung des Lippenschlusses,
Unterstützung der Kieferrotation durch sanftes Führen.
Angeboten wird feste Nahrung (Brotrinde), um zum
Kauen anzuregen.

Parallel zur Therapie am Symptom wurde regelmäßige Elternberatung durchgeführt. Die Mutter hospitierte bei der Therapie und wurde angeleitet. Sie wurde gebeten, ihr Kind nicht mehr zu füttern, sondern den Essvorgang zu begleiten.

Auswirkungen der Therapie:
Durch die vorbereitende Therapie nach C. Morales ging D. entspannter zum Essen und die stereotypen Bewegungsmuster gingen kurzzeitig etwas zurück. Entscheidend waren für D. die Übungen aus dem Bereich der funktionellen Dysphagietherapie. Hier kam es zu messbaren Erfolgen (s. u. a. Fallbeschreibung in 5.4.4), die sich positiv auf das Essverhalten von D. auswirkten. D. konnte selbstständig Essen und ihre Nahrung zerkleinern. Damit entspannten sich die gemeinsamen Mahlzeiten im Familienkreis. D. wurde nicht mehr gefüttert, Frühstück und Abendbrot wurden von ihr, ihrem Bruder und der Mutter gemeinsam eingenommen.

5.5 Aufgaben zur Selbstkontrolle

Unterthema: Ursachen für das Auftreten kindlicher Dysphagien
- Nennen Sie vier Ursachen für Schluckstörungen, die insbesondere bei Kindern zum Tragen kommen.
- Nennen Sie spezielle Symptome beim Auftreten kindlicher Dysphagien

Unterthema: Befunderhebung bei kindlichen Dysphagien
- Finden Sie vier Symptome, auf welche Sie bei einem Elternberatungsgespräch bzgl. des Vorliegens einer Dysphagie hinweisen könnten.
- Besonderheiten in der Befunderhebung bei Kindern
- Nennen Sie mindestens drei Besonderheiten in der Befunderhebung bei Kindern und erklären Sie, wie Sie diese in Ihrer Diagnostik beachten.

5.6 Literaturempfehlungen

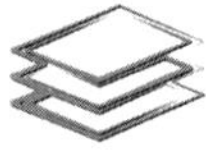

Arvedson, J.C., Brodsky, L. (2001). Pediatric Swallowing and Feeding. Assessment and Management. 2. Auflage. San Diego: Singular.

Bigenzahn, W., Denk, D.-M. (1999). Oropharyngeale Dysphagien. Stuttgart: Thieme.

Bombor, G.(2008). Schluck für Schluck: Vergleich von drei Einzelfalldokumentationen zum Dysphagiemanagment bei Kindern in der Region Rostock. In: Forum Logopädie Heft 5 (22) 2008.

Castillo Morales, R. (1998^2). Die orofaziale Regulationstherapie. München, Bad Kissingen, Berlin, Düsseldorf, Heidelberg: Pflaum.

van den Engel-Hoek, L. (2008). Fütterstörungen. Idstein: Schulz-Kirchner

Garliner, D. (1989^2). Myofunktionelle Therapie in der Praxis. Heidelberg: Hüthig.

Jödicke, I. (2007). Dysphagieerfassungsstudie bei Kindern mit einem kraniofacialen Syndrom oder einer infantilen Cerebralparese. In: Winkler, S., Tesak, J. (Hrsg). Arbeiten zur Dysphagie. Idstein: Schulz-Kirchner.

Morris, S.E., Klein, M.D. (2001). Mund-und-Esstherapie bei Kindern. Entwicklung, Störung und Behandlung orofazialer Fähigkeiten. München: Urban & Fischer.

Pörnbacher, T. (2006). Kau-, Trink- und Schluckstörungen im Säuglings- und Kindesalter. In: Böhme, G. (Hrsg.). Sprach-, Sprech-, Stimm- und Schluckstörungen. München: Urban & Fischer.

6 Ess- und Schluckstörungen bei demenziellen Erkrankungen

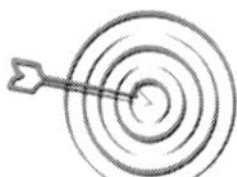

Wie im Kapitel 1 beschrieben, gibt es in der höheren Lebensdekade Veränderungen, die bei einer zusätzlichen Erkrankung schnell zu einer Schluckstörung führen können. Nach einem akuten Ereignis (wie z. B. einem Hirninfarkt) resultiert daraus eine neurologische Schluckstörung. Bei einer demenziellen Erkrankung treten die Veränderungen schleichend auf und sind sehr vielfältig. Im folgenden Kapitel sollen einige Ursachen und Symptome beschrieben, einige zusätzlich zur Routinediagnostik notwendige Untersuchungsmethoden benannt und Therapiemöglichkeiten diskutiert werden.

Nach der Lektüre und dem Lösen der Übungsaufgaben ist die Leserin in der Lage:

- demenzielle Ess- und Schluckstörungen von klassischer Dysphagie anhand von Symptomen und Kontextfaktoren abzugrenzen,
- Elemente der Befunderhebung bzgl. des Ernährungsstatus in die klinische Befunderhebung zu integrieren,
- therapeutische Inhalte für Logopädinnen und Angehörige der Gesundheitsberufe zu nennen und beschreiben,
- die Diskussion um die enterale Ernährung bei Demenz kritisch einzuschätzen.

6.1 Informationen zu Demenz

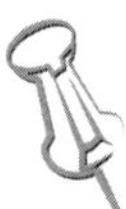

Unter einer Demenz wird ein Defizit in kognitiven, emotionalen und sozialen Fähigkeiten verstanden. Diese Erkrankung führt zu einer Beeinträchtigung von sozialen und beruflichen Fähigkeiten und geht fast immer – aber nicht ausschließlich – mit einer diagnostizierbaren Erkrankung des Gehirns einher. Vor allem das Kurzzeitgedächtnis, das Denkvermögen, die Sprache und die Motorik sowie bei einigen Formen auch die Persönlichkeitsstruktur sind betroffen. Die Sinnesleistungen funktionieren in einem für die betroffene Person üblichen Rahmen. Gewöhnlich begleiten Veränderungen der emotionalen Kontrolle, der Affektlage, des Sozialverhaltens oder der Motivation die kognitiven Beeinträchtigungen. Für die Diagnose einer Demenz müssen die Symptome über mindestens sechs Monate bestanden haben (vgl. z. B. ICD 10).

Heute sind verschiedene, aber nicht alle Ursachen von Demenzen geklärt, und einige Formen demenzieller Erkrankungen können in einem gewissen Umfang behandelt werden, d.h. die Symptome können im Anfangsstadium der Erkrankung verzögert werden. Die am häufigsten genannten Demenzformen sind die Alzheimererkrankung, die vaskuläre Demenz, eine Demenz im Rahmen der Parkinsonerkrankung und die frontotemporale Demenz (vgl. Rappold 2004).

Nach verschiedenen Studien in Deutschland und anderen europäischen Industriestaaten leiden circa sechs bis neun Prozent der Menschen, die älter als 65 Jahre alt sind, an einer demenziellen Erkrankung. Laut der Alzheimer-Gesellschaft leben zurzeit 1,1 Millionen Menschen mit einer demenziellen Erkrankung in Deutschland. Hierbei sind zwei Drittel an der Alzheimer-Demenz erkrankt. Diese Zahl nimmt infolge der Bevölkerungsstruktur stetig zu. Bis zum Jahr 2050 wird sich die Zahl der Erkrankten auf bis zu 2,6 Millionen Menschen erhöhen. Das entspricht einem mittleren Anstieg der Krankenzahlen um fast 35.000 pro Jahr (vgl. Bauer/Siebert 2004).

Ess- oder Schluckstörungen, oft verbunden mit einer Fehlernährung, betreffen schon heute viele der an Demenz erkrankten Menschen.

6.2 Schluckstörungen bei Demenz

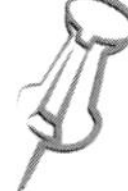

Im Gegensatz zu strukturell oder neurologisch bedingten Dysphagien scheint es sich bei den demenziellen Schluckstörungen mehr um Ess- und Verhaltensstörungen als um oropharyngeale Dysphagien zu handeln. Heidler (Heidler 2009) nennt Nahrungsverweigerung, Nahrungsverkennung, zum Teil paranoide Reaktionen bei der Nahrungsanreichung, Aufnahme von nichtessbaren Substanzen (z. B. verdorbene Lebensmittel oder farblich attraktive Gegenstände der Umgebung), allgemeine Antriebsminderung sowie apraxie-ähnliche Anzeichen beim Kauen und Schlucken als typische Symptome bei Demenz. Andere Forscherinnen beschreiben neben Antriebsproblemen und nicht adäquater Reaktion auf Hunger auch das Problem, dass die Betroffenen mit Besteck oder Geschirr nicht mehr zurechtkämen (Keen et al. 1998, Ikeda et al. 2002).

Jäger (2003 in Füsgen 2003) und andere Forscherinnen beschreiben Schluckprobleme im engeren Sinne wie Verzögerung der Schluckreflexauslösung, Verlängerung der oralen Transitzeit für feste Konsistenzen und der Gesamttransitzeit für flüssige Konsistenzen, Einschränkung der pharyngealen Clearence mit Pooling in den Rezessus piriformis, Penetration, Aspiration (AHCRP in Pfeil 2009; Rösler 2008 in Pfeil 2009) und Störung der Bolusaufnahme und -formung in der oralen Vorbereitungsphase (McNamara/Kennedy 2001).

Heidler (2009) nennt vier mögliche Varianten von kognitiv bedingten Schluckstörungen:

- Kognitiv bedingte Schluckstörungen dysexekutiver Genese: Hier haben die Betroffenen Schwierigkeiten beim Planen oder Initiieren von Esshandlungen, Störungen beim Sequenzieren des Essensablaufs oder können Esshandlungen nicht kontrollieren oder inhibieren.
- Kognitiv bedingte Schluckstörungen attentionaler Genese: Infolge beeinträchtigter Aufmerksamkeitsfunktionen „schlafen Betroffene während des Essens ein", essen sehr langsam, können sich nur

kurzzeitig auf den Prozess des Essens konzentrieren oder bringen Teilhandlungen der Nahrungsaufnahme durcheinander.

- Kognitiv bedingte Schluckstörung mnestischer Genese: Eingeschränkte Gedächtnisfunktionen unterschiedlicher Art führen hierbei dazu, dass die Betroffenen bereits durchgeführte Mahlzeiten vergessen und dementsprechend übermäßig viel essen oder Nahrung verweigern, weil sie meinen, schon gegessen zu haben.
- Schluckstörungen apraktischer Genese: Diese Sonderform bezeichnet eine Beeinträchtigung bei der Ausführung willkürlicher, zielgerichteter und geordneter Bewegungen während der Nahrungsaufnahme. So kann die präorale und orale Phase des Schluckablaufs gestört sein, eine „Schluckhemmung" mit erhaltener Schluckreflexauslösung bei passivem Tiefertritt des Bolus in den Rachen und eine zusätzliche buccofaziale bzw. orofaziale Apraxie auftreten.

Insgesamt scheinen demenzielle Erkrankungen sowohl zu Ess- bzw. Verhaltensstörungen als auch zu oropharyngealen Dysphagien führen zu können.

6.3 Diagnostik von demenziellen Schluckstörungen

Grundsätzlich sind Inhalte und Ablauf der Diagnostik bei demenziellen Schluckstörungen ähnlich wie bei nicht-demenziellen Schluckstörungen (siehe Kapitel 2). Trotzdem gibt es einige Besonderheiten zu beachten, die im Folgenden kurz beschrieben werden.

6.3.1 Besonderheiten bei der Befunderhebung im Vergleich zu anderen Schluckstörungen

Neben der Durchführung einer Anamnese, der Durchführung der klinischen Schluckuntersuchung und einer möglichen apparativen Diagnostik (siehe Kapitel 2) spielt bei demenziellen Schluckstörungen ein weiterer Aspekt eine Rolle: der der Fehlernährung. Fehlernährung wird als sehr häufige Folge von kognitiv bedingten Schluckstörungen genannt (vgl. Beschreibung in Heidler 2009). Hierbei muss zwischen quantitativer (zu viel oder zu wenig essen) und qualitativer (Ungesundes oder Falsches essen) Fehlernährung unterschieden werden. Außerdem gilt es, das Phänomen der „physiologischen Altersanorexie" zu unterscheiden: Ältere Menschen verspüren durch einen veränderten Hormon- und Transmitterhaushalt weniger Hunger und fühlen sich schneller satt infolge verzögerter Magenentleerung und eingeschränkter Verdauungsaktivitäten. Auch das Durstempfinden nimmt ab, da die Rezeptoren weniger sensibel auf einen erhöhten Natriumspiegel reagieren (vgl. Morley 1997 in Heidler 2009).

In Tabelle 6-1 werden Aufbau und Inhalte sowie besondere Aspekte der Befunderhebung bei demenziellen Schluckstörungen kurz beschrieben.

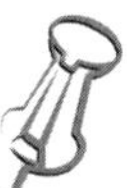

Inhalt der Befunderhebung (vgl. auch Kapitel 2)	**Unterschiede zur Befunderhebung bei nicht-demenziellen Schluckstörungen**
Subjektive Beschwerde	Grundsätzlich ähnlicher Ablauf. ABER: wird weniger mit den Betroffenen selbst sondern mit Angehörigen der Betroffenen oder Angehörigen der Gesundheitsberufe durchgeführt
Anamnese	Grundsätzlich ähnlicher Ablauf. ABER: wird weniger mit den Betroffenen selbst als mit Angehörigen der Betroffenen oder Angehörigen der Gesundheitsberufe durchgeführt; Ernährungsgeschichte und Vorlieben/Abneigungen bei der Ernährung sind wichtige Themen
Freie Beobachtung	Ablauf ähnlich
Klinische Schluckuntersuchung	Grundsätzlicher ähnlicher Ablauf. PLUS Untersuchung des Ernährungszustandes
Apparative Diagnostik zur Schluckfunktion	Grundsätzlicher ähnlicher Ablauf. PLUS Untersuchung des Ernährungszustandes

Tabelle 6-1: Befunderhebung bei demenziell bedingten Schluckstörungen

6.3.2 Untersuchung des Ernährungszustands

Zur Beurteilung des Ernährungszustandes bieten sich unterschiedliche Methoden zu verschiedenen Zeitpunkten der Befunderhebung an. Hierbei kann der Ernährungszustand als eine sehr komplexe Größe nicht durch einen einzelnen Fragebogen oder eine einzelne Untersuchung festgelegt werden, sondern erfordert eine umfassende Betrachtung. Diese umfasst (vgl. Brüggemann 2003):

- Eine anamnestische Erhebung des Ernährungsverhaltens, der Gewohnheiten und Vorlieben/Abneigungen sowie deren Veränderungen: durch Befragung der Betroffenen und deren Angehörigen bzw. Angehörigen der Gesundheitsberufe bzw. Einsatz eines Ernährungs-Anamnesebogens (z. B. Mini Nutritional Assessment in Abb. 6-1)
- Klinische Untersuchung und anthropometrische Messungen: Beobachtung der Betroffenen, z. B. Feststellung schlaffer Hautfalten an Gesäß und Abdomen oder markant hervorstehende Knochen, wo sich normalerweise Fettpolster und Muskeln befinden und Bestimmung der Körpergröße, des Körpergewichts, des Body-Mass-Index (BMI), Hautfalten- und Umfangmessungen und bio-elektrische Impedanzanalyse (BIA) sowie Vergleich mit Vorinformationen und Informationen aus der Anamnese
- Bestimmung ernährungsabhängiger Blutwerte: Hierzu zählen z. B. die Höhe des Natriumsspiegels, Cholesterinwerte, Elektrolytwerte.

Diese Untersuchungen sollten im interdisziplinären Team mit Ernährungs- oder Diätassistentinnen, Pflegekräften und Ärztinnen erfolgen, da Logopädinnen originär nicht für alle dieser Untersuchungsverfahren ausgebildet sind.

Nestlé Nutrition INSTITUTE

Mini Nutritional Assessment MNA®

Name: Vorname:

Geschlecht: Alter (Jahre): Gewicht (kg): Größe (cm): Datum:

Füllen Sie den Bogen aus, indem Sie die zutreffenden Zahlen in die Kästchen eintragen. Addieren Sie die Zahlen in den ersten Kästchen (Vor-Anamnese). Wenn der Wert 11 oder kleiner 11 ist, fahren Sie mit der Anamnese fort, um den Gesamt-Index zu erhalten.

Vor-Anamnese

A **Hat der Patient einen verminderten Appetit? Hat er während der letzten 3 Monate wegen Appetitverlust, Verdauungsproblemen, Schwierigkeiten beim Kauen oder Schlucken weniger gegessen (Anorexie)?**
0 = schwere Abnahme der Nahrungsaufnahme
1 = leichte Abnahme der Nahrungsaufnahme
2 = keine Abnahme der Nahrungsaufnahme

B **Gewichtsverlust in den letzen 3 Monaten**
0 = Gewichtsverlust > 3kg
1 = weiß es nicht
2 = Gewichtsverlust zwischen 1 und 3kg
3 = kein Gewichtsverlust

C **Mobilität / Beweglichkeit**
0 = vom Bett zum Stuhl
1 = in der Wohnung mobil
2 = verläßt die Wohnung

D **Akute Krankheit oder psychischer Stress während der letzten 3 Monate?**
0 = ja 2 = nein

E **Psychische Situation**
0 = schwere Demenz oder Depression
1 = leichte Demenz
2 = keine Probleme

F **Körpermassenindex (Body Mass Index, BMI) (Körpergewicht/ (Körpergröße²), in kg/m²)**
0 = BMI <19
1 = 19 ≤ BMI < 21
2 = 21 ≤ BMI < 23
3 = BMI ≥ 23

Ergebnis der Vor-Anamnese (Max 14 Punkte)

12 Punkte oder mehr: Normaler Ernährungszustand
11 Punkte oder weniger: Gefahr der Mangelernährung

Anamnese

G **Wohnsituation: Lebt der Patient unabhängig zu Hause?**
1 = ja 0 = nein

H **Medikamentenkonsum: Nimmt der Patient mehr als 3 Medikamente (proTag)?**
0 = ja 1 = nein

I **Hautprobleme: Schorf oder Druckgeschwüre?**
0 = ja 1 = nein

J **Mahlzeiten: Wieviele Hauptmahlzeiten ißt der Patient pro Tag?**
0 = 1 Mahlzeit
1 = 2 Mahlzeiten
2 = 3 Mahlzeiten

K **Lebensmittelauswahl: Ißt der Patient**
- mindestens einmal pro Tag Milchprodukte? ja ☐ nein ☐
- mindestens ein- bis zweimal pro Woche Hülsenfrüchte oder Eier? ja ☐ nein ☐
- jeden Tag Fleisch, Fisch oder Geflügel ja ☐ nein ☐

0.0 = wenn 0 oder 1 mal «ja»
0.5 = wenn 2 mal «ja»
1.0 = wenn 3 mal «ja»

L **Ißt der Patient mindestens zweimal pro Tag Obst oder Gemüse?**
0 = nein 1 = ja

M **Wieviel trinkt der Patient pro Tag? (Wasser, Saft, Kaffee, Tee, ...)**
0.0 = weniger als 3 Gläser / Tassen
0.5 = 3 bis 5 Gläser / Tassen
1.0 = mehr als 5 Gläser / Tassen

N **Essensaufnahme mit/ ohne Hilfe**
0 = braucht Hilfe beim Essen
1 = ißt ohne Hilfe, aber mit Schwierigkeiten
2 = ißt ohne Hilfe, keine Schwierigkeiten

O **Glaubt der Patient, daß er gut ernährt ist?**
0 = schwerwiegende Unter-/Mangelernährung
1 = weiß es nicht oder leichte Unter-/Mangelernährung
2 = gut ernährt

P **Im Vergleich mit gleichaltrigen Personen schätzt der Patient seinen Gesundheitszustand folgendermaßen ein:**
0.0 = schlechter
0.5 = weiß es nicht
1.0 = gleich gut
2.0 = besser

Q **Oberarmumfang (OAU in cm)**
0.0 = OAU < 21
0.5 = 21 ≤ OAU ≤ 22
1.0 = OAU > 22

R **Wadenumfang (WU in cm)**
0 = WU < 31
1 = WU ≥ 31

Anamnese (max. 16 Punkte)
Ergebnis der Vor-Anamnese
Gesamt-Index (max. 30 Punkte)

Auswertung des Gesamt-Index

17-23.5 Punkte: Risikobereich für Unterernährung
Weniger als 17 Punkte: schlechter Ernährungszustand

Ref. Vellas B, Villars H, Abellan G, et al. Overview of MNA® - Its History and Challenges. J Nut Health Aging 2006; 10: 456-465.
Rubenstein LZ, Harker JO, Salva A, Guigoz Y, Vellas B. Screening for Undernutrition in Geriatric Practice: Developing the Short-Form Mini Nutritional Assessment (MNA-SF). J. Geront 2001; 56A: M366-377.
Guigoz Y. The Mini-Nutritional Assessment (MNA®) Review of the Literature - What does it tell us? J Nutr Health Aging 2006; 10: 466-487.

Mehr Informationen unter: www.mna-elderly.com

Abbildung 6-1: MNA-Bogen, auch unter www.mna-elderly.com/mna-forms.html abrufbar

6.4 Therapiemöglichkeiten bei demenziellen Schluckstörungen

Obwohl die Therapiemöglichkeiten bei demenziellen Erkrankungen durch die oft sehr eingeschränkten kognitiven Fähigkeiten der Betroffenen sowie eine hauptsächlich vorhandene Beeinträchtigung übergeordneter mentaler Prozesse (die sich nicht durch ein senso-motorisches Training von Schluckfunktionen beeinflussen lassen), kann ein gutes Dysphagiemanagement dafür sorgen, dass die Gefahr der Aspiration und damit die Obstruktion der oberen Atemwege verringert wird. Außerdem kann dafür gesorgt werden, dass Infektionen der unteren Atemwege ausbleiben oder reduziert werden sowie eine Fehlernährung (Unter- oder Überernährung) oder Exsikkose verhindert wird.

6.4.1 Multidisziplinäres Dysphagiemanagement bei demenziell bedingten Schluck- und Essstörungen

Durch das unter Umständen sehr komplexe Störungsbild der Demenz sehen viele Autorinnen die Arbeit in einem mulidisziplinären Team als unbedingt notwendig an (z. B. Pfeil 2009; Böhme 2006b; Jessen et al. 2006). Hierbei sind sowohl Hausarzt und Fachärzte (z. B. Neurologe) als auch nicht-ärztliche Behandlerinnen (z. B. Logopädin) sowie Angehörige und Freunde der Betroffenen in eng vernetzter Zusammenarbeit gefordert. Durch eine adäquate Ernährungs- und Schlucktherapie lassen sich so die ungünstigen Auswirkungen von Fehlernährung zum Teil verhindern (Keller et al. 2003; Milne et al. 2006). Die Auswirkung der Ernährungstherapie auf relevante Eckpunkte speziell bei Demenzpatienten ist bisher allerdings nicht ausreichend untersucht.

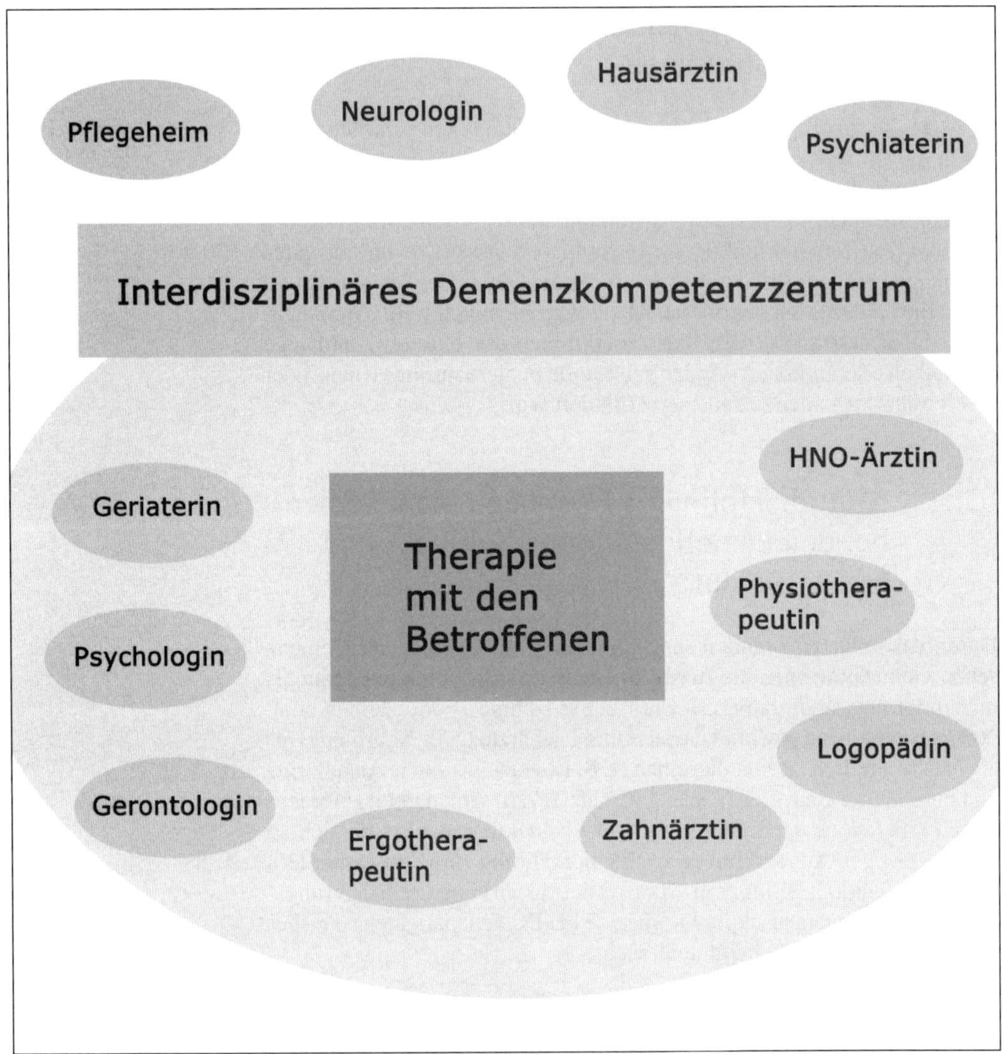

Abbildung 6-2: Interdisziplinäre Behandlung von demenziell bedingten Ess- und Schluckstörungen

Exkurs: To PEG or not to PEG?

Unter diesem Titel veröffentlichten Cervo und Kollegen 2006 (Cervo et al. 2006) einen Artikel, in dem sie versuchen mittels einer Übersicht über Nachweise von positiven und negativen Wirkungen der PEG bei demenziellen Schluckstörungen und der Diskussion anderer Entscheidungsfaktoren den aktuellen Forschungs- und Empfehlungsstand zu beschreiben. Diese Diskussion hält bis heute an.

So wird eine PEG bei Patientinnen gelegt, die sich über einen längeren Zeitraum (d.h. vier Wochen und länger) nicht auf dem normalen Weg ernähren können. Für einige neurologische und strukturelle Dysphagieerkrankungen ist diese Form der Sondenernährung eine Standard-Therapieform, die bei relativ geringem Risiko das Überleben der Betroffenen sichert und die Lebensqualität erhöht bzw. erhält (z.B. Ehler et al. 2002a; Wirth et al. 2007). Außerdem scheint es für die Betroffenen und die versorgenden Kliniken und Heime eine relativ einfach durchzuführende und günstige Form der Ernährungssicherung zu sein (z.B. Mitchell et al. 2003 und 2004; Zalar et al. 2004).

Im Gegensatz zur Nasensonde ist die Gefahr einer Aspiration oder der Selbstziehung der Sonde geringer und der Ernährungszustand besser. Längerfristig sorgt die PEG für ein besseres Überleben der Patientinnen und eine erhöhte Akzeptanz durch die Betroffenen (Dwolatzky et al. 2001; Zalar et al. 2004). Auch Angehörige der Gesundheitsfachberufe scheinen davon überzeugt, dass eine PEG für eine erhöhte Lebensqualität und ein verbessertes Überleben bei Nahrungsverweigerung oder Schluckstörungen sorgt (z. B. Hasan et al. 1995; Lubart et al. 2004).

Bei Demenz scheint die Lage jedoch nicht so klar zu sein. Bis heute gibt es keine sicheren Nachweise darüber, dass die erwarteten positiven Effekte auftreten (z. B. Kaw, Sekas 1994, Finucane et al. 1999, Galicia-Castillo/Marten 1995, Delegge 2009, Chernoff 2006, Gillick/Volondes 2008). Im Gegenteil, inzwischen gibt es einige Studien, die sogar belegen, dass eine Lebensverlängerung durch die PEG nicht erreicht wird (z.B. Murphy et al., 2003), sich der Ernährungsstatus nicht per se verbessert (z. B. Kaw/Sekas 1994, Finucane et al. 1999) und die Lebensqualität nicht nur nicht erhöht wird, sondern sich zum Teil verringert (z.B. Monteleonie/Clark 2004, Loser et al. 1998, Li 2002). Außerdem führen einige kurzfristige und längerfristige Komplikationen der PEG-Legung zu ernsthaften Konsequenzen (z. B. Arinzon et al. 2008, Li 2002) wie z. B. Wundsepsis oder Fehlplatzierung der Sonde (z.B. Friedemann et al. 2007) bis zu einer erhöhten Sterblichkeit in den Monaten nach dem Eingriff.

Im Gegensatz zu anderen Ursachen von Schluckstörungen scheint eine Demenz für eine schlechtere Überlebenschance bei der Sondenlegung zu sorgen. So stellten einige Forscherinnen (z. B. Sanders 2000, Shah et al. 2005) fest, dass Patientinnen mit demenzieller Erkrankung und einer Schluckstörung signifikant häufiger an Kom-

plikationen der Sondenlegung verstarben als Patientinnen mit einer Schluckstörung anderer Genese. Andererseits stellen andere Forscherinnen (z. B. Abuksis et al. 2000; Delegge 2009; Gaines et al. 2009) fest, dass die Mortalität bei PEG-Legung weniger mit dem Vorhandensein einer demenziellen Erkrankung, sondern eher mit dem Alter, z. T. dem Geschlecht, niedrigen Serum-Albuminwerten oder dem Vorhandensein chronischer Herzerkrankungen bzw. zusätzlicher akuter Erkrankungen zusammenhängt.
Einzelne Forscherinnen (z. B. Hoffer 2006) meinen sogar, dass eine Sondenernährung grundsätzlich bei Patientinnen mit fortgeschrittenen demenziellen Erkrankungen nicht notwendig wäre, da diese Patientinnen mit Demenz im Endstadium durch einen sehr reduzierten Kreislauf nur sehr verringerte Bedürfnisse nach Nahrung haben. Jedes erzwungene Zuführen von (unnötigen) Kalorien wäre nicht notwendig.
Inzwischen gibt es auch einige Untersuchungen, die eine intensive Betreuung bei der Essensanreichung (z. B. durch mehr Pflegezeit dafür oder Einbezug von Angehörigen, Hilfskräften) als eine Alternative zur PEG-Anlage empfehlen (DiBartolo 2006; Garrow et al. 2007; Li 2002). So zeigt sich, dass sowohl Patientinnen im häuslichen Umfeld als auch Patientinnen, die in einem Pflegeheim durch intensives „Essenstraining" gefördert wurden, verstärkt oral ernährt werden konnten und sich der allgemeine Ernährungszustand verbessert, ohne allerdings, dass sich das Gewicht der Betroffenen erhöht (Botella Trelis/Ferrero López 2004, Bofelli et al. 2004).
Insgesamt ist der Beschluss, ob eine PEG gelegt werden soll oder nicht, eine sehr komplexe Entscheidung, die die Einschätzung und Abwägung vieler Faktoren benötigt. So spielen ethische, finanzielle, kulturelle Erwartungen, Wünsche der Betroffenen und deren Angehörige und die Erwartung an das Ergebnis der PEG-Anlage eine Rolle (Baron 2006). So scheint es sinnvoll zu sein, die Betroffenen zu Zeiten, wo sie noch selbst Entscheidungen treffen können, zu beraten bzw. eine Entscheidung über eine eventuelle Sondenlegung zu treffen. Andererseits könnte eine klare Darstellung der zu beachtenden und für den Betroffenen wichtigen Faktoren dazu führen, dass Betroffene auch im späteren Stadium der Erkrankung mitentscheiden können.

6.4.2 Logopädische Aufgaben in der Therapie

Während die logopädischen Aufgaben zu Beginn der Erkrankung und bei Symptomen, die denen bei neurologischen bzw. strukturellen Dysphagien entsprechen, denen gleichen, die im Kapitel 2 und 3 beschrieben wurden, sind sie bei der Behandlung demenziell bedingter Essstörungen zum Teil anders gelagert (Böhme 2006b; Heidler 2009; Pfeil 2009):

- Anamneseerhebung und andauernde Diagnostik der Schluckfunktion sowie des Ernährungsstatus, ggf. Assistenz bei apparativer Diagnostik
- Einleiten therapeutischer Maßnahmen mit hauptsächlich kompensatorischen (z. B. einfache Schluckmanöver zu Beginn der Erkrankung) und adaptiven Strategien (z. B. diätische Anpassung der Nahrung oder Erhöhen des sensorischen Inputs)
- Ausnutzen reflektorischer Abläufe (z. B. durch Platzieren der Nahrung weit hinten im Mund)
- Kompetenzerhalt durch umgekehrt symptomorientiertes Training
- Unterstützung beim Beheben einfacher Probleme beim Essen (z. B. Kaustörungen durch schlecht sitzende Zahnprothesen)
- Beratung und Anleitung der Betroffenen und Angehörigen zu den kompensatorischen und adaptiven Strategien (z. B. zur Essensbegleitung)
- Rücksprachen mit dem Sozialdienst zur Abklärung der Versorgungssituation der Betroffenen (z. B. wer kann Essensbegleitung übernehmen oder Versorgung mit einer Nahrungssonde)

Neben den originären Aufgaben wie Befunderhebung und therapeutische Intervention sind hierbei auch ungewohnte Aufgaben wie Managementtätigkeiten (z. B. die Rücksprache mit anderen Behandlern des Demenz-Teams) oder erweiterte Beratungstätigkeiten durch die Logopädin vorzunehmen.
Neben „schlucktherapeutischen Themen" können auch andere Inhalte einen Schwerpunkt während der Beratung der Patientin und der Angehörigen bilden. So spielen Themen wie der fortschreitende Krankheitsverlauf und die Anpassung der Betroffenen und deren Umgebung daran, die Veränderung des verbalen und nonverbalen Kommunikationsverhaltens, Strategien zur aktiveren Übernahme der Kommunikationsanteile durch Familienangehörige oder Pflegekräfte, aber auch die Angst vor der Erkrankung eine Rolle.

Die direkten Therapiemaßnahmen reichen von der **Unterstützung bei der Nahrungsaufnahme** durch therapeutisches Essen, gemeinsamen Handlungsbeginn, der die Patientin dann weiterführt oder Vorbereitung der Mahlzeit (z. B. Simmons/Schnelle 2004) über **Umgebungsveränderungen** wie den Einsatz von Hilfsmitteln, Anpassung der Essumgebung an Situationen, die die Patientin mit angenehmen Esserfahrungen verbindet (z. B. Mathey et al. 2001), bis hin zur **Anreicherung der Nahrung mit energiedichten Lebensmitteln** (z. B. Odlund et al. 2003) bzw. der Nutzung von Trinksupplementen (z. B. Lauque et al. 2004), sodass nur noch kleine Mengen an Nahrung zur Sicherung der Ernährung notwendig sind. Außerdem kann der **sensorische Input** während der Esssituation **erhöht** werden, indem besonders farbige Speisen angeboten werden, das Essen stärker gewürzt oder die Patientin in die Vorbereitung der Mahlzeit einbezogen wird.

Demgegenüber wird eine Ernährung mithilfe einer Nasensonde oder PEG, besonders bei Demenz im fortgeschrittenen Stadium sehr kontrovers beurteilt (siehe Exkurs). Retrospektivanalysen können keinen eindeutigen Einfluss auf die Überlebensrate der Betroffenen belegen. Untersuchungen zu anderen relevanteren Ergebnissen wie z. B. Verbesserung des Ernährungszustandes oder Verbesserung der Lebensqualität führen zu widersprüchlichen Ergebnissen. Prospektive randomisierte Studien zur Sondenernährung bei Demenz sind bisher noch nicht verfügbar. Bestehende Leitlinien und Empfehlungen mahnen daher eher zur Zurückhaltung (z. B. Schütz et al. 2006, Volkert et al. 2006).

6.5 Fallbeispiel

6.5.1 Subjektive Beschwerde

Seit drei Wochen wohnt Frau AB im Altenpflegeheim. Wegen vermuteter Ess- oder Schluckschwierigkeiten gelingt es ihr nicht, die erforderliche Ess- und Trinkmenge pro Tag zu sich zu nehmen. Deswegen bitten die Pflegekräfte der Station um eine Untersuchung des Schluckvorganges zum Ausschluss einer organischen oder funktionellen Ursache der Schluckschwierigkeiten. Frau AB selbst berichtet von keinen Schluckproblemen.

6.5.2 Anamnestische Angaben

Frau AB ist 75 Jahre alt und wohnt jetzt im Altenpflegeheim, da sie nach einem Hirninfarkt und bei Verdacht auf schwere demenzielle Erkrankung (Wert im MMST: unter 10) zweimal gestürzt war und den Haushalt sowie die körperliche Pflege auch mit professioneller Hilfe (Haushaltshilfe, dreimal wöchentlich; Essen auf Rädern täglich) nicht mehr selbstständig erledigen konnte. Ihre Tochter lebt ca. 30 km entfernt und ist beruflich sehr eingespannt. Sie besucht sie mindestens einmal pro Woche, kann die Pflege jedoch nicht übernehmen.

Frau AB findet sich in ihrer neuen Umgebung noch nicht zurecht. Sie unternimmt sehr wenig aus eigenem Antrieb und ist gegenüber Mitbewohnerinnen und den Pflegekräften ruhig und freundlich. Bei Missverständnissen im Pflege- und Tagesablauf (Frau AB kann einige der Anweisungen nicht umsetzen) wehrt sie jedoch auch pflegerische Maßnahmen ab.

Bis vor einem Jahr hat Frau AB logopädische Therapie in Form von Wortfindungs- und Gedächtnistraining erhalten. Dieses wurde jedoch wegen mangelnden Erfolges eingestellt.

6.5.3 Ergebnisse aus freier und strukturierter Beobachtung

Frau AB begrüßt die Therapeutin als ihre Nichte (später als Ihre Tochter) und berichtet vom Tagesablauf. Hierbei ist die Sprache von vielen

Wortfindungsstörungen, Floskeln und Satzabbrüchen gekennzeichnet. Auf Fragen der Therapeutin reagiert sie zum Teil adäquat, zum Teil mit situativ unpassenden Rückfragen (z.B. „Na, und wie geht es Dir so?") oder gar nicht.
Im Zimmer von Frau AB stehen einige Getränke, die Frau AB jedoch während der Therapie nicht beachtet. Die Pflegekräfte berichten, dass Frau AB sehr gern süße Speisen/Getränke zu sich nimmt und diese dann auch schluckt. Die Tochter von Frau AB erzählt, dass Frau AB früher lieber herzhafte statt süße Nahrung gegessen hätte.
Eine vollständige klinische Schluckuntersuchung ist nicht möglich, da Frau AB die Aufgaben zu Willkürbewegungen im orofazialen Bereich nicht durchführt. Hierbei bleibt offen, ob Frau AB die Aufgaben nicht verstanden hat, die Schwierigkeiten Zeichen einer Apraxie sind oder Frau AB Antriebsprobleme hat. Der Mundraum sieht gepflegt aus, enthält jedoch zum Teil Essensreste. Unwillkürliche Bewegungen sind möglich, Frau AB lehnt eine weitere Untersuchung jedoch nach kurzer Zeit ab bzw. reagiert nicht mehr auf Aufgaben oder Aufforderungen.
Während einer Esssituation (Mittagessen) sitzt Frau AB am Tisch und stochert in ihrem Essen herum, nimmt manchmal einen Bissen in den Mund und kaut diesen, schluckt ihn aber zum Teil nicht, sodass sie bei Sprechversuchen dann husten muss. Den Nachtisch (Rote Grütze mit Vanillesoße) isst sie fast ohne Schwierigkeiten und trinkt auch den Früchtetee nach mehrfacher Aufforderung ohne Schwierigkeiten.

6.5.4 Testverfahren

Bei der Durchführung des DemTect wurde eine schwere Demenz festgestellt. Eine apparative Schluckdiagnostik (z.B. Videofluoroskopie) wurde nicht veranlasst.

6.5.5 Logopädische Diagnose

Ess- bzw. Trinkstörung bei demenzieller Erkrankung. Der Schluckablauf selbst wirkt bis auf den zum Teil fehlenden oder verzögerten Schluckreflex weitestgehend unbeeinträchtigt. Frau AB „vergisst" scheinbar, dass sie noch Nahrung/Flüssigkeit im Mund hat, sodass sie sich bei anschließendem Sprechen oder Atmen verschluckt. Bei stark gewürzter oder gesüßter Nahrung oder bei intensiver Essensbetreuung schluckt Frau AB häufiger bzw. isst aktiver. Selbstständig kann sich Frau AB nicht ernähren. Am Heimleben und an kommunikativen Handlungen nimmt Frau AB passiv und bei intensiver Aufforderung teil, aktiv agiert sie jedoch nicht.

6.5.6 Behandlungsschwerpunkte

Da die Bedingungen für eine gezielte Dysphagietherapie nicht gegeben, die Pflegekräfte und die Angehörigen von Frau AB jedoch sehr verunsichert bezüglich der Ernährung waren, wurde keine Dysphagietherapie durchgeführt, sondern es wurden folgende Schwerpunkte gewählt:

- Beratung der Angehörigen und der Pflegekräfte sowie Frau AB über Symptome und mögliche Ursachen der Essstörung, alternative Ernährungsmöglichkeiten (inkl. deren Grenzen) und geeignete Nahrung und Esssituationen für Frau AB sowie kommunikationsunterstützende Maßnahmen (vgl. Vorderwüllbrücke 2006)
- Esstraining mit sensorischer Anreicherung der Nahrung: farblich auffallende Nahrungsmittel, Einbezug von Frau AB in Teile der Essenvorbereitung, Angebot kleiner Zwischenmahlzeiten, Angebot von „Lieblingsspeisen" der Patientin
- Mundpflege nach den Mahlzeiten

6.5.7 Ergebnis der Behandlung nach zehn Therapieeinheiten

Die Pflegekräfte dokumentieren den Ernährungsstatus (Ernährungsprotokoll, BMI-Kontrolle und Dokumentation möglicher Aspirationsanzeichen) von Frau AB regelmäßig. Frau AB erreicht die erforderliche Ess- und Trinkmenge, sofern Pflegekräfte, Hilfskräfte oder ihr Besuch (Angehörige und Freunde) die Essenssituation begleiten (Einbezug in Vorbereitung des Essens, z.B. Tisch decken, gemeinsames Schmieren der Brote, Sprechen des Tischgebetes). Gehäuft auftretende Anzeichen von Aspiration nach dem Essen/Trinken konnten nicht festgestellt werden. Die Tochter von Frau AB kennt Formen der alternativen Ernährung, lehnt jedoch eine Sondenernährung zum jetzigen Zeitpunkt ab. Frau AB selbst kann dazu keine Angaben machen, die Pflegekräfte befürworten zum Teil den essensbegleitenden Einsatz einer Sonde, da sie die Betreuung von Frau AB nur durch erhöhten Aufwand leisten können.

6.6 Aufgaben zur Selbstkontrolle

Unterthema Diagnostik und Therapie:

- Nennen und erklären Sie vier Symptome, die bei demenziellen Ess- bzw. Schluckstörungen zu beobachten sind.
- Rufen Sie den MNA-Bogen aus dem Internet ab und füllen ihn versuchsweise für eine Person im Alter von über 60 Jahren (z.B. Patientin aus dem Praktikum) aus. Welche Informationen erhalten Sie?
- Nennen Sie drei Teilnehmerinnen des Behandlungsteams bei demenziellen Dysphagien. Welche Aufgaben haben diese?

Unterthema aus dem Exkurs:

- Nennen und erklären Sie je zwei Argumente für und gegen eine PEG-Anlage bei demenziellen Dysphagien.

6.7 Literaturempfehlungen

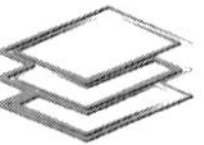

Bauer, J., Sieber, C. (2004). Ernährung und Demenz. Psychoneuro. 30 (9). 481-488.

Böhme, G. (2006). Förderung der kommunikativen Fähigkeiten bei Demenz. Bern: Verlag Hans Huber. Kapitel 5.

Chernoff, R. (2006). Tube Feeding Patients With Dementia. Nutr Clin Pract. 21 (2). 142-146.

Heidler, M.D. (2009). Kognitiv bedingte Dysphagien in der Geriatrie – ein Fall für die Sprachtherapie? Logos Interdisziplinär. 17 (1). 36-44.

Kwetkat, A., aus Prosiegel, M. (2002). Praxisleitfaden Dysphagie. Geriatrische Aspekte von Schluckstörungen. Bad Homburg: Hygieneplan, 162-167.

Nebl, A., Deuschl, G. (2008). Dysarthrie und Dysphagie bei Morbus Parkinson. Stuttgart: Thieme Verlag.

Rappold, E. (2001). Intentionale Ess- und Trinkstörungen. J. Enährungsmed. 3 (3). 22-25.

Vorderwülbecke, N. (2006). Erschwernisse in der Kommunikation mit alternden Menschen im Rahmen einer Demenz. Fulda: Signum. (für Kommunikationsstrategien im Gespräch mit Menschen, die eine Demenz haben).

Literatur

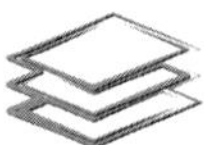

Abuksis, G., Mor, M., Segal, N., Shemesh, I., Plout, S., Sulkes, J., et al. (2000). Percutaneous Endoscopic Gastrostomy. High Mortality Rates in Hospitalized Patients. Am J Gastroenterol, 95(1), 128-32.

Affolter, F. (2006). Wahrnehmung, Wirklichkeit und Sprache. Vilingen-Schwenningen: Neckar-Verlag.

AHCPR Publication (1992). Acute Pain Management: Operative or Medical Procedures and Trauma. (Clinical Practice Guideline.) Publication No. AHCPR 92-0032. Rockville, MD: Agency for Health Care Policy and Research, Public Health Service, U.S. Department of Health and Human Services, February 1992.

Althoff, S., Pra, C. (2009). Die Effektivität von sEMG-Biofeedbackverfahren als Dysphagiediagnostikinstrument. Unveröffentlichte Bachelorarbeit. Hochschule Fresenius. FB Gesundheit. Logopädie Bachelor.

AMWF (2005). Leitlinien für Diagnostik und Therapie in der Neurologie. Stuttgart: Thieme-Verlag.

AMWF (2007). Enterale Ernährung bei Patienten mit Schlaganfall. AMWF online. Available: http://www.uni-duesseldorf.de/AWMF/ll/073-017.htm (17.12.2009).

Arinzon, Z., Peisakh, A., & Berner, Y. N. (2008). Evaluation of the Benefits of Enteral Nutrition in Long-Term Care Elderly Patients. J Am Med Dir Assoc, 9(9), 657-62.

ASHA (2000). Clinical Indicators for Instrumental Assessment of Dysphagia (guidelines). ASHA Desk Reference. Rockville MD: Author. Available: www1.appstate.edu/~clarkhm/swall_dist_022/clin_ind.pdf (16.12.2009).

Aswathanarayana, C., Wilken, M, Krahl, A., Golla, G. (2010). Diagnostik und Therapie von Schluck- und Fütterstörungen bei Säuglingen und Kleinkindern: Eine interdisziplinäre Aufgabe. Sprache – Stimme – Gehör, 34 (1), 12-17.

Arvedson, J.C., Brodsky, L. (2001). Pediatric Swallowing and Feeding: Assessment and Management. San Diego: Singular Publishing.

Aviv, J. E., Martin, J. H., Jones, M. E., Wee, T. A., Diamond, B., Keen, M. S., et al. (1994). Age-Related Changes in Pharyngeal and Supraglottic Sensation. Ann Otol Rhinol Laryngol, 103(10), 749-52.

Aviv, J. E., Martin, J. H., Sacco, R. L., Zagar, D., Diamond, B., Keen, M. S., et al. (1996). Supraglottic and Pharyngeal Sensory Abnormalities in Stroke Patients with Dysphagia. Ann Otol Rhinol Laryngol, 105(2), 92-7.

Aviv, J. E. (1997): Effects of Aging on Sensitivity of the Pharyngeal and Supraglottic Areas. Am J Med, 103 (5A), 74S-76S

Aviv, J. E., Kaplan, S. T., Thomson, J. E., Spitzer, J., Diamond, B., & Close, L. G. (2000). The Safety of Flexible Endoscopic Evaluation of Swallowing with Sensory Testing (FEESST): An Analysis of 500 Consecutive Evaluations. Dysphagia, 15(1), 39-44.

Aviv, J.E., Spitzer, J., Cohen, M., Ma, G., Belafsky, P. & Close, L.G. (2002). Laryngeal adductor reflex and pharyngeal squeeze as predictors of laryngeal penetration and aspiration. Laryngoscope. 112(2). 338-341.

AWMF (2005). Leitlinien für Diagnostik und Therapie in der Neurologie. Stuttgart: Georg Thieme Verlag.

Awounou, A., Stanschus, S. (2009). Untersuchung des Schluckaktes mittels

Videofluoroskopie (VFS). In: Seidel, S., Stanschus, S. (Hrsg.). Dysphagie – Diagnostik und Therapie. Ein Kompendium. Idstein: Schulz-Kirchner Verlag.

Bader, C.A., Niemann, G. (2007). Die fiberoptisch-endoskopischen Schluckdiagnostik bei neurogenen Dysphagien im Kindes- und Jugendlichenalter. In: Gross, M., Kruse, E. (Hrsg). Aktuelle phoniatrische und pädaudiologische Aspekte, Band 15 Heidelberg: Median.

Baron, M. (2006). Tube Feeding Decisions in Patients with End-Stage Dementia. Health Care Food Nutr Focus, 23(9), 1, 3-6.

Bartolome, B., Prosiegel, M., & Yassouridis, A. (1997). Long-Term Functional Outcome in Patients with Neurogenic Dysphagia. Neurorehab, 9, 195-204.

Bartolome, G. (1999). Funktionelle Dysphagietherapie (FDT). Sprache Stimme Gehör. 23 (1). 35-44.

Bartolome, G. (2004). Neurogene Dysphagie. Tectum: Marburg.

Bartolome, G., Neumann, S. (2006). Physiologie des Schluckvorgangs. In: Bartolome, G., Schröter-Morasch, H. (2006). Schluckstörungen: Diagnostik und Rehabilitation. München: Elsevier.

Bartolome, G., Schröter-Morasch, H. (2006). Schluckstörungen: Diagnostik und Rehabilitation. München: Elsevier.

Bath, P.M.W., Bath, F., Smithard, D.G. (2002). Interventions for Dysphagia in Acute Stroke (Cochrane Review). In: The Cochrane Library, 2002 (4). Oxford: Update Software.

Bauer, J., Sieber, C. (2004). Ernährung und Demenz. Psychoneuro. 30 (9). 481-488.

Bienstein, C., Fröhlich, A. (2003). Basale Stimulation in der Pflege: Die Grundlagen. Kallmeyer: Seelze.

Bigenzahn, W., Denk, D.-M. (1999). Oropharyngeale Dysphagien: Ätiologie, Klinik, Diagnostik und Therapie von Schluckstörungen. Stuttgart: Thieme

Bisch, E. M., Logemann, J. A., Rademaker, A. W., Kahrilas, P. J., & Lazarus, C. L. (1994). Pharyngeal Effects of Bolus Volume, Viscosity, and Temperature in Patients with Dysphagia Resulting from Neurologic Impairment and in Normal Subjects. Journal of Speech and Hearing Research, 37. 1041-1049.

Bobath, B., & Bobath, K. (1990). Adult Hemiplagia. Evaluation and Treatment. London: Heinemann.

Boenninghaus, H., Lenarz, G. (2001). Hals-Nasen-Ohrenheilkunde. Berlin: Springer Verlag.

Boffelli, S., Rozzini R., Trabucchi M. (2004). Nutritional intervention in special care units for dementia. J Am Geriatr Soc., 52, 1216-1217.

Böhme, G. (2003). Sprach-, Sprech-, Stimm- und Schluckstörungen: Klinik. Stuttgart: Urban & Fischer.

Böhme G. (2006a). Sprach-, Sprech-, Stimm- und Schluckstörungen. Stuttgart: Urban & Fischer.

Böhme, G. (2006b). Förderung der kommunikativen Fähigkeiten bei Demenz. Bern: Verlag Hans Huber.

Bombor, G. (2008). Schluck für Schluck: Vergleich von drei Einzelfalldokumentationen zum Dysphagiemanagment bei Kindern in der Region Rostock. Forum Logopädie. 5 (22). 28-33.

Borr, C., & Hielscher-Fastabend, M. (2009). Zur Reliabilität der zervikalen Auskultation im klinischen Assessment von Schluckstörungen. In: Stanschus, S. (Hrsg.). Evidenzentwicklung in der Dysphagiologie: Von der Untersuchung in die klinische Praxis. Idstein: Schulz-Kirchner-Verlag. 41-54.

Bortz, J., Döring, N. (2006). Forschungsmethoden und Evaluation für Human- und Sozialwissenschaftler. Berlin: Springer.

Botella Trelis, J. J., Ferrero López, M. I. (2004). [Nutrition of Alzheimer's Patients in the Family Setting]. Nutr Hosp, 19(3), 154-159.

Brown, B.P. & Sonies, B.C. (1997). Diagnostic Methods to Evaluate Swallowing other than Barium contrast. In: Perlman, A.L. & Schulze-Delrien (Eds.). Deglutition and its Disorders. London: Singular Publishing Group.

Brüggemann, J., Jung, C., Kreck, C., Kurzmann, K., Lucke, M., Schultc, C., et al. (2003). Grundsatzstellungnahme. Ernährung und Flüssigkeitsversorgung älterer Menschen. MDK. Available: www.fitimalter-dge.de/fileadmin/user.../MDS_Grundsatzstellungnahme.pdf (access 03.12.2009).

Bryant, M. (1991). Biofeedback in the Treatment of a Selected Dysphagic Patient. Dysphagia, 6, 140-144.

Büßelberg, N., Witscher-Hoving, H., Stanschus, S. (2006). Dysphagietherapie mittels Oberflächen-EMG Biofeedback (sEMG) nach Dissektion eines Glomustumors anhand von zwei Falldarstellungen. In: Stanschus, Sönke, (Hrsg.). Rehabilitation Bei Schluckstörungen. Idstein: Schulz-Kirchner-Verlag. 101-120.

Castillo Morales, R., (1998). Die orofaziale Regulationstherapie. Pflaum-Verlag: München.

Cervo, F. A., Bryan, L., & Farber, S. (2006). To PEG or Not to PEG: A Review of Evidence for Placing Feeding Tubes in Advanced Dementia and the Decision-Making Process. Geriatrics, 61(6), 30-35.

Chernoff, R. (2006). Tube Feeding Patients With Dementia. Nutr Clin Pract. 21 (2). 142-146.

Clarkson, J. E., Worthington, H. V., & Eden, O. B. (2007). Interventions for Preventing Oral Candidiasis for Patients with Cancer Receiving Treatment. Cochrane Database Syst Rev, (1).

Cook, I.J., Weltman, M.D., Wallace, K., Shaw, D.W., McKay, E., Smart, R.C., & Butler, S.P. (1994). Influence of aging on oral-pharyngeal bolus transit and clearance during swallowing: scintigraphic study. Am J Physiol, 266, G972-G977.

Coombes, K. (1996). Von der Ernährungssonde zum Essen am Tisch. In: Lipp, B., Schlaegel, W. (Hrsg.). Wege von Anfang an. Frührehabilitation schwerst hirngeschädigter Patienten. Vilingen-Schwenningen: Neckar-Verlag.

Crary, M. A., Carnaby, G. D., Groher, M. E. (2006). Biomechanical Correlates of Surface Signals obtained from Healthy Adults. Dysphagia (22). New York: Springer Verlag, 94-99.

Crary, M. A., Carnaby, G. D., Groher, M. E. (2007). Identification of Swallowing Events from sEMG Electromyography Signals Obtained During Swallowing by Healthy Adults. Journal of Speech, Language and Hearing Research (49). American Speech-Language-Hearing Association, 186-193.

Cunningham, E. T., Donner, M. W., Jones, B., & Point, S. M. (1991). Anatomical and Physiological Overview. In Jones, B. & Donner, M.W. (Eds.), Anatomical and Physiological Overview. (pp. -). New York: Springer Verlag.

Damag, A. (2007). Möglichkeiten der (heil-)pädagogischen Förderung des Essens, Trinkens und Schluckens von Menschen mit schweren neurologischen Erkrankungen im Koma und in den frühen Komaremissionsphasen. Peter Lang: Frankfurt am Main.

Daniels, S.K. (2000). Optimal patterns of Care for Dyspagic Stroke Patients. Seminars in Speech and Language. 21. 323-331.

Davies, P.M. (1992). Das vernachlässigte Gesicht & Mundhygiene. In: Davies, P.M. (Hrsg.). Hemiplegie. Rehabilitation und Prävention. Springer-Verlag: Berlin.

Deane, K. H., Whurr, R., Clarke, C. E., Playford, E. D., & Ben-Shlomo, Y. (2001). Non-Pharmacological Therapies for Dysphagia in Parkinson's Disease. Cochrane Database Syst Rev, (1).

Dejaeger, E., Pelemans, W., Bibau, G., Ponette, E. (1994). Manofluorographic analysis of swallowing in elderly. Dysphagia, 9, 156-161.

Dejaeger, E., & Pelemans W. (1996). Swallowing and the duration of the hyoid movement in normal adults of different ages. Aging Clin. Exp. Res. 8, 130-134.

Delegge, M. H. (2009). Tube Feeding in Patients with Dementia: Where Are We?. Nutr Clin Pract, 24(2), 214-6.

Deutsche Gesellschaft für Ernährung (DGE) et al. (2000). Referenzwerte für die Nährstoffzufuhr. Frankfurt am Main.

DiBartolo, M. C. (2006). Careful Hand Feeding: A Reasonable Alternative to PEG Tube Placement in Individuals with Dementia. J Gerontol Nurs, 32(5), 25-33.

Dickmann, C. (1994). Logopädische Diagnostik von Sprachentwicklungsstörungen. Stuttgart: Thieme.

Dietze, F (2001). Fruchtsäfte können Wunder wirken – Wasser und Mineralhaushalt im Alter. Heilberufe. 18-19.

DIMDI (2005). ICF-Internationale Klassifikation der Funktionsfähigkeit, Behinderung und Gesundheit (Stand Oktober 2005). Deutsches Institut für Medizinische Dokumentation und Information. Available: http://www.dimdi.de/static/de/klassi/icf/index.htm (access 15.10.2009)

Ding, R., Larson, C. R., Logemann, J. A., Rademaker, A. W. (2002). Surface Electromyographic and Electroglottographic Studies in Normal Subjects Under Two Swallow Conditions: Normal and During the Mendelsohn Menuever. Dysphagia (17). 1-12.

Dodds, W.J., Stewart, E.T., Logemann, J.A. (1990). Physiology and Radiology of the Normal Oral and Pharyngeal Phases of Swallowing. American Journal of Roentgenology. 154(5). 953-963.

Dormann, A.J., Söhnichsen, B. (2002). Praktische Ernährungstherapie. In: Prosiegel, M. (Hrsg.). Praxisleitfaden Dysphagie. Bad Homburg: Verlag Hygieneplan. 117-133.

Dwolatzky, T., Berezovski, S., Friedmann, R., Paz, J., Clarfield, A. M., Stessman, J., et al. (2001). A Prospective Comparison of the Use of Nasogastric and Percutaneous Endoscopic Gastrostomy Tubes for Long-Term Enteral Feeding in Older People. Clin Nutr, 20(6), 535-40.

Ehler, E., Geier, P., Dostál, V., Novotná, A., Vyhnálek, P., Hájek, J., et al. (2002). [Indications for Percutaneous Endoscopic Gastrostomy in Patients with Disorders of the Nervous System]. Rozhl Chir, 81(5), 244-7.

Ekberg, O. (1997). Radiologic Evaluation of Swallowing. In Groher, M. E. (Ed.), Radiologic Evaluation of Swallowing. (pp. -). Boston: Butterwort-Heinemann.

Elmstahl, S., Bulow, M., Ekberg, O., Petersson, M., & Tegner, H. (1999). Treatment of Dysphagia Improves Nutritional Conditions in Stroke Patients. Dysphagia, 14(2), 61-66.

Ertekin, C., Kiylioglu, N., Tarlaci, S., Turman, A. B., Secil, Y., & Aydogdu, I. (2001). Voluntary and Reflex Influences on the Initiation of Swallowing Reflex in Man. Dysphagia, 16(1), 40-47.

Faller, A., Schünke, M. & Schünke, Sch. (1999). Der Körper des Menschen. Stuttgart: Thieme.

Finucane, T. E., Christmas, C., & Travis, K. (1999). Tube Feeding in Patients with Advanced Dementia: A Review of the Evidence. JAMA, 282(14), 1365-70.

Foley, N., Teasell, R., Salter, K., Kruger, E., & Martino, R. (2008). Dysphagia Treatment Post Stroke: A Systematic Review of Randomised Controlled Trials. Age Ageing, 37(3), 258-64.

Fraser, C., Rothwell, J., Power, Hobson, A., Thompson, D., M., Hamdy, S. (2003). Differential changes in human pharyngoesophageal motor excitability induced by swallowing, pharyngeal stimulation, and anesthesia. American Journal of Physiology, 285, G 137-144.

Friedemann, R., Feldman, H., & Sonnenblick, M. (2007). Misplacement of Percutaneously Inserted Gastrostomy Tube Into the Colon: Report of 6 Cases and Review of the Literature. European Journal of Parenteral and Enteral Nutrition, 31(6), 469-476.

Fröhlich, A. (1999). Basale Stimulation: Das Konzept. Bundesverband für Körper- und Mehrfachbehinderte: Düsseldorf.

Fucile, S., Wright, P.M., Chan., I., Yee, S., Langlais, M., & Gisel, E.G. (1998). Functional Oral-Motor Skills: Do They Change with Age? Dysphagia, 13, 195-201.

Füsgen, I. (2003). Sprach- und Schluckstörungen. Problemfeld in der Demenztherapie. 9. Workshop des „Forum Demenz" Bad Nauheim. Wiesbaden: Medical Tribune Verlagsgesellschaft mbH.

Friedrich, G., Bigenzahn, W., Zorowka, P. (2008). Phoniatrie und Pädaudiologie. Einführung in die medizinschen, psychologischen und linguistische Grundlagen von Stimme, Sprache und Gehör. Bern: Huber.

Gaines, D. I., Durkalski, V., Patel, A., & DeLegge, M. H. (2009). Dementia and Cognitive Impairment Are Not Associated with Earlier Mortality After Percutaneous Endoscopic Gastrostomy. JPEN J Parenter Enteral Nutr, 33(1), 62-6.

Galicia-Castillo, M. C., Martin, C. M. (2005). Use of PEG Tubes in the Cognitively Impaired Patient: Dispelling the Myths. Consult Pharm, 20(9), 722-33.

Garliner, D. (1989). Myofunktionelle Therapie in der Praxis. Stuttgart: Karl F. Haug Fachbuchverlag.

Garrett, N.R., Perez, P., Elbert, C., & Kapur, K.K. (1996a). Effects of improvements of poorly fitting dentures and new dentures on masticatory performance. J Prosthet Dent, 75, 269-275.

Garrett, N.R., Perez, P., Elbert, C., & Kapur, K.K. (1996b). Effects of improvements of poorly fitting dentures and new dentures on masseter activity during chewing. J Prosthet Dent, 76, 394-402.

Garrow, D., Pride, P., Moran, W., Zapka, J., Amella, E., & Delegge, M. (2007). Feeding Alternatives in Patients with Dementia: Examining the Evidence. Clin Gastroenterol Hepatol, 5(12), 1372-1378.

Geißler, M. (2007). Influence of Age and Gender in Intra-personal Variability of Swallowing Behaviour. In: Winkler, S., Tesak, J. (Hrsg.): Arbeiten zur Dysphagie. Idstein: Schulz-Kirchner Verlag.

Gillick, M. R., Volandes, A. E. (2008). The Standard of Caring: Why Do We Still Use Feeding Tubes in Patients with Advanced Dementia?. J Am Med Dir Assoc, 9(5), 364-7.

Gleeson, D. C. L. (1999). Oropharyngeal swallowing and aging: A review. J Commun Disord, 32(6), 373-396.

Gratz, C., Woite, D. (2004). Die Therapie des facio-oralen Traktes bei neurologischen Patienten: Zwei Fallbeispiele. Idstein: Schulz-Kirchner Verlag.

Grötzbach, H. (2008). Bottom-up oder Top-down-orientierte Aphasietherapie: Welche ist besser? Sprachheilarbeit, 5. 284-290.

Hasan, M., Meara, R. J., Bhowmick, B. K., & Woodhouse, K. (1995). Percutaneous Endoscopic Gastrostomy in Geriatric Patients: Attitudes of Health Care Professionals. Gerontology, 41(6), 326-31.

Hägg, M., & Larsson, B. (2004). Effects of Motor and Sensory Stimulation in Stroke Patients with Long-Lasting Dysphagia. Dysphagia, 19(4), 219-30.

Heidler, M.D. (2009). Kognitiv bedingte Dysphagien in der Geriatrie - ein Fall für die Sprachtherapie? Logos Interdisziplinär. 17 (1). 36-44.

Herbst, W. (2006). Neurogene Dysphagien und ihre Therapie bei Patienten mit Trachealkanüle. Idstein: Schulz-Kirchner Verlag.

Herwaarden van, M.A., Katz, P.O., Gideon, M., Barrett, J., Castell, J.A., Achem, S., & Castell D.O (2003). Are Manometric Parameters of the Upper Esophageal Sphincter and Pharynx Affected by Age and Gender?. Dysphagia, 18, 211-217.

Hildebrandt, G.H., Dominguez, B.L., Schork, M.A., & Loesche, W.J. (1997). Functional units, chewing, swallowing, and food avoidance among the elderly. Journal of Prosthetic Dentistry, 77, 588-595.

Hill, M., Hughes, T., & Milford, C. (2004). Treatment for Swallowing Difficulties (Dysphagia) in Chronic Muscle Disease. Cochrane Database Syst Rev, (2).

Hoffer, L.J. (2006). Tube Feeding in Advanced Dementia: The Metabolic Perspective. BMJ, 333(7580), 1214-5.

Horner, J., Buoyer, F. G., Alberts, M. J., & Helms, M. J. (1991). Dysphagia Following Brain-Stem Stroke. Clinical Correlates and Outcome. Arch Neurol, 48(11), 1170-3.

Hotzenköcherle, S. (2006). Funktionelle Dysphagie-Therapie. Idstein: Schulz-Kirchner Verlag.

Huckabee, M. L., Cannito, M. P. (1999). Outcomes of Swallowing Rehabilitation in Chronic Brainstem Dysphagia: A Retrospective Evaluation. Dysphagia, 14, 93-109.

Humm, J. L., Kozlowski, D.A., James, D. C. et.al (1998). Usedependent exacerbation of brain damage occurs during an early post-lesion vulnerable period. Brain research 783. 286-292.

Ikeda, M., Brown, J., Holland, A. J., Fukuhara, R., & Hodges, J. R. (2002). Changes in Appetite, Food Preference, and Eating Habits in Frontotemporal Dementia and Alzheimer's Disease. British Medical Journal, 73(4), 371.

Jacobs, J. R., Logemann, J., Pajak, T. F., Pauloski, B. R., Collins, S., Casiano, R. R., et al. (1999). Failure of Cricopharyngeal Myotomy to Improve Dysphagia Following Head and Neck Cancer Surgery. Archives of Otolaryngology-Head & Neck Surgery, 125(9), 942-946.

Jödicke, I. (2007). Dysphagieerfassungsstudie bei Kindern mit einem kraniofacialen Syndrom oder einer infantilen Cerebralparese. In: Winkler, S., Tesak., J. (Hrsg.). Arbeiten zur Dysphagie. Idstein: Schulz-Kirchner Verlag.

Karch, D., Groß-Selbeck, G., Pietz, J., Schlack, H-G. (2008). Orofaziale Regulationstherapie nach Castillo Morales - Stellungnahme der Gesellschaft für Neuropädiatrie – www.neuropaediatrie.com/uploads/media/OROFACIALE_lang_01.pdf (access 18.12.2009).

Kaw, M., Sekas, G. (1994). Long-Term Follow-Up of Consequences of Percutaneous Endoscopic Gastrostomy (PEG) Tubes in Nursing Home Patients. Dig Dis Sci, 39(4), 738-43.

Keene, J., Hope, T. (1998). Natural History of Hyperphagia and Other Eating Changes in Dementia. Int J Geriatr Psychiatry, 13(10), 700-706.

Keller, H.H., Gibbs, A.J., Boudreau, L.D., Goy, R.E., Pattillo, M.S., Brown, H.M. (2003). Prevention of Weight Loss in Dementia with Comprehensive Nutritional Treatment. J. Am. Geriatr. Soc., 51 (7), 945-952.

Kendall, K. A., Leonard, R. J., McKenzie, S. (2004). Common medical conditions in the elderly: Impact on pharyngeal bolus transit. Dysphagia, 19(2), 71-7.

Kuhlemeier, K. V., Palmer, J. B., & Rosenberg, D. (2001). Effect of Liquid Bolus Consistency and Delivery Method on Aspiration and Pharyngeal Retention in Dysphagia Patients. Dysphagia, 16(2), 119-122.

Lauque, S., Arnaud-Battandier, F., Gillette, S., Plaze, J. M., Andrieu, S., Cantet, C., et al. (2004). Improvement of Weight and Fat-Free Mass with Oral Nutritional Supplementation in Patients with Alzheimer's Disease at Risk of Malnutrition: A Prospective Randomized Study. J Am Geriatr Soc, 52(10), 1702-7.

Lazarra, G. D. L., Lazarus, C., & Logemann, J. A. (1986). Impact of Thermal Stimulation on the Triggering of the Swallow Reflex. Dysphagia, 1, 73-77.

Leder, S. B. (1997). Videofluoroscopic Evaluation of Aspiration with Visual Examination of the Gag Reflex and Velar Movement. Dysphagia, 12(1), 21-23.

Lefton-Greif, A., Arvedson, J.C. (2007). Pediatric Feeding and Swallowing Disorders: State of health, Population Trends and Application of use (International Classification of Functioning, Disability and Health. Seminar in Speech and Language 28 (3). 161-165.

Li, I. (2002). Feeding tubes in patients with severe dementia. Am Fam Physician. 65:1605–1614.

Linden, P. (1993). The Probability of Correclty Predicting Subglottic Penetration From Clinical Observations. Dysphagia, 8, 170-179.

Logemann, J.A. (1983) in: Borr (2009).

Logemann, J.A. (1987). Criteria for studies of treatment for oral-pharyngeal dysphagia. Dysphagia 1 (4). 193-199.

Logemann, J. A. (1996). Screening, Diagnosis, and Management of Neurogenic Dysphagia. Semin Neurol, 16(4), 319-327.

Logemann, J.A. (1996). Preswallow sensory input: Its potential importance to dysphagic patients and normal individuals. Dysphagia. 11, 9-11.

Logemann, J.A. (1998). Evaluation and Treatment of Swallowing Disorders. Austin: Pro Ed.

Logemann, J. A., Pauloski, B. R., Rademaker, A. W., Colangelo, L. A., Kahrilas, P. J., Smith, C. H. (2000). Temporal and biomechanical characteristics of oropharyngeal swallow in younger and older men. Journal of Speech Language and Hearing Research, 43(5), 1264-1274.

Logemann, J.A. (2006a). Update on Clinical Trials in Dysphagia. Dysphagia. 21. 116-120.

Logemann, J.A. (2006b). Levels of evidence supporting dysphagia interventions: where are we going? Seminars in Speech Language. 27. 219-226.

Logemann, J. A., Rademaker, A., Pauloski, B. R., Kelly, A., Stangl-McBreen, C., Antinoja, J., et al. (2009). A Randomized Study Comparing the Shaker Exercise with Traditional Therapy: A Preliminary Study. Dysphagia, (online first). Retrieved 2009, from http://www.springerlink.com/content/100357/?Content+Status=Accepted (access 16.12.2009).

Loser, C., Wolters, S., Folson, UR. (1998). Enteral long-term nutrition via percutaneous endoscopic gastrostomy (PEG) in 210 patients: a four-year prospective study. Dig Dis Sci. 43. 2549–2557.

Lubart, E., Leibovitz, A., & Habot, B. (2004). Attitudes of Relatives and Nursing Staff Toward Tuboenteral Feeding in Severely Demented Patients. Am J Alzheimers Dis Other Demen, 19(1), 31-4.

Martino, R., Pron, G., & Diamant, N. (2000). Screening for Oropharyngeal Dysphagia in Stroke: Insufficient Evidence for Guidelines. Dysphagia, 15(1), 19-30.

Mathey, M. F., Vanneste, V. G., de Graaf, C., de Groot, L. C., & van Staveren, W. A. (2001). Health Effect of Improved Meal Ambiance in a Dutch Nursing Home: A 1-Year Intervention Study. Prev Med, 32(5), 416-23.

McCabe, D., Ashford, J., Wheeler-Hegland, K., Frymark, T., Mullen, R., Musson, N., Smith Hammond, C., Schooling, T. (2009). Evidence-based systematic review: Oropharyngeal dysphagia, behavioural treatments. Part IV – Impact of Dysphagia Treatments on Individuals Postcancer treatments. Journal of Rehabilitation Research & Development, 46 (2), 205-214.

McConnel, F. M., Cerenko, D., & Mendelsohn, M. S. (1989). Analyse des Schluckaktes mit Hilfe der Manofluorographie. Extracta Otorhinolaryngologica, 11, 165-171.

McCullough, G. H., Wertz, R. T., & Rosenbek, J. C. (2001). Sensitivity and Specificity of Clinical/Bedside Examination Signs for Detecting Aspiration in Adults Subsequent to Stroke. J Commun Disord, 34(1-2), 55-72.

McCullough, G. H., Rosenbek, J. C., Wertz, R. T., McCoy, S., Mann, G., & McCullough, K. (2005). Utility of Clinical Swallowing Examination Measures for Detecting Aspiration Post-Stroke. J Speech Lang Hear Res, 48(6), 1280-93.

McKaig, T.N. (2002). Auskultation – Zervikal und Thorakal. In: Stanschus, S. (Hrsg.). Methoden in der klinischen Dysphagiologie. Idstein: Schulz-Kirchner Verlag.

McKee, G.J., Johnston, B.T., McBride, G.B., & Primrose, W.J. (1998): Does age or sex affect pharyngeal swallowing?. Clin. Otolaryngol, 23, 100-106.

McNamarra, E.P., & Kennedy, N.P. (2001), Tube Feeding Patients with Advanced Dementia: an Ethical Dilemma. Proc Nutr Soc., 60 (2), 179-185.

Menche, N., Bazlen, U., & Kommerell, T. (2001). Pflege heute. Urban & Fischer.

Mepani, R., Antonik, S., Massey, B., Kern, M., Logemann, J., Pauloski, B., et al. (2009). Augmentation of Deglutitive Thyrohyoid Muscle Shortening by the Shaker Exercise. Dysphagia, 24(1), 26-31.

Miller, A. J. (1982). Deglutition. Physiological Reviews, 62(1), 129-184.

Miller, J. L., Watkin, K. L. (1997). Lateral Pharyngeal Wall Motion During Swallowing Using Real Time Ultrasound. Dysphagia, 12(3), 125-32.

Milne, A.C., Avenell, A. & Potter, J. (2006). Meta-Analysis: Protein and Energy Supplementation in Older People. Ann Intern Med. J44(1), 37-48.

Mitchell, S.L., Buchanan, J.L., Littlehale, S., Hamel, M.B. (2003). Tube-Feeding Versus Hand-Feeding Nursing Home Residents with Advanced Dementia: A Cost Comparison. J Am Med Dir Assoc, 4(1), 27-33.

Mitchell, S.L., Buchanan, J.L., Littlehale, S., Hamel, M.B. (2004). Tube-feeding versus hand-feeding nursing home residents with advanced dementia: a cost comparison. J Am Med Dir Assoc. 2004 (5(suppl)). S22–S29.

Moeller, T. (1989). Sensory changes in the elderly. Dental Clinics of North America, 33, 25-31.

Monteleoni, C., Clark, E. (2004). Using rapid-cycle quality improvement methodology to reduce feeding tubes in patients with advanced dementia: before and after study. BMJ. 329, 491–494.

Morris,S.E., Klein, M.D. (2001). Mund-und-Esstherapie bei Kindern. Entwicklung, Störung und Behandlung orofazialer Fähigkeiten. München: Urban & Fischer.

Morris, S. E., Klein, M. D. (2000). Pre-Feeding Skills: A Comprehensive Resource for Mealtime Development. San Antonio: Therapy Skill Builders.

Motzko, M., Mlynczek, U., Prinzen, C., Pigors, Ch. (2004). Stimm- und Schlucktherapie nach Larynx- und Hypopharynxkarzinomen. München: Elsevier.

Murphy, L. M., Lipman, T. O. (2003). Percutaneous Endoscopic Gastrostomy Does Not Prolong Survival in Patients with Dementia. Arch Intern Med, 163(11), 1351-3.

Murray, J. (2006). Entscheidungsfindung im Dysphagiemanagement. In: Stanschus, S. (Hrsg.). Rehabilitation von Dysphagien. Idstein: Schulz-Kirchner Verlag.

Nebl, A., Deuschl, G. (2008). Dysarthrie und Dysphagie bei Morbus Parkinson. Stuttgart: Thieme Verlag.

Neumann, S., Bartolome, G., Buchholz, D., & Prosiegel, M. (1995). Swallowing Therapy of Neurologic Patients: Correlation of Outcome with Pretreatment Variables and Therapeutic Methods. Dysphagia, 10(1), 1-5.

Nicosia, M.A., Hind, J.A., Roecker E.B., Carnes M., Doyle, J., Dengel, G.A., & Robbins J. (2000). Age Effects on the Temporal Evolution of Isometric and Swallowing Pressure. Journal of Gerontology, Vol. 55A(11), M634-M640.

Nilsson, H., Ekberg, O., Olsson, R., & Hindfelt, B. (1996). Quantitative Aspects of Swallowing in an Elderly Nondysphagic Population. Dysphagia, 11, 180-184.

Nusser Müller-Busch, R. (2004). Die Therapie des Facio-Oralen Trakts. F.O.T.T.® nach Kay Coombes. Berlin: Springer.

Nydahl, P., Bartoszek, G., Bienstein, Ch., Fröhlich, A. (2000). Basale Stimulation. Neue Wege in der Intensivpflege. München: Urban & Fischer.

Odlund Olin, A., Armyr, I., Soop, M., Jerstrom, S., Classon, I., Cederholm, T., et al. (2003). Energy-Dense Meals Improve Energy Intake in Elderly Residents in a Nursing Home. Clin Nutr, 22(2), 125-31.

Oelerich, M. (2000). Videofluoroskopie des oropharyngealen Schluckaktes. In: Kolbe, G. (Hrsg.). Dysphagie. Kompendium für Ärzte und Sprachtherapeuten in Klinik, Rehabilitation und Geriatrie. München: Urban & Vogel

Ostericher, H. J., & Hawk, A. M. (1982). Patterns of performance for two age groups of normal adults on a test of oral form discrimination. J Commun Disord, 15, 329-335.

Peng, C. L., Jost-Brinkmann, P. G., Miethke, R. R., & Lin, C. T. (2000). Ultrasonographic Measurement of Tongue Movement during Swallowing. Journal of Ultrasound in Medicine, 19(1), 15-20.

Peyron, M. A., Blanc, O., Lund, J. P., & Woda, A. (2004). Influence of age on adaptability of human mastication. J Neurophysiol, 92(2), 773-9.

Pfeil, S. (2009). Kommunikation und Ernährung bei Demenz. Med. Welt, 60 (1-2), 26-33.

Pluschinski, P., Blonder, M. (2009). Die fiberendoskopische Evaluation des Schluckens (FEES). In: Seidel, S., Stanschus, S. (Hrsg.). Dysphagie – Diagnostik und Therapie. Ein Kompendium. Idstein: Schulz-Kirchner Verlag.

Pörnbacher, T. (2009). http://poernbacherkonzept.de, Zugriff am 04.01.2009.

Prosiegel, M., Heintze, M., Sonntag, E. W., Schenk, T., & Yassouridis, A. (2000). Kinematic Analysis of Laryngeal Movements in Patients with Neurogenic Dysphagia Before and After Swallowing Rehabilitation. Dysphagia, 15(4), 173-179.

Prosiegel, M. (2002). Praxisleitfaden Dysphagie. Bad Homburg: Verlag Hygieneplan.

Prosiegel, M., Höling, R., Heintze, M., Wagner-Sonntag, E., & Wiseman, K. (2005). Swallowing Therapy – A Prospective Study on Patients with Neurogenic Dysphagia Due to Unilateral Paresis of the Vagal Nerve, Avellis' Syndrome, Wallenberg's Syndrome, Posterior Fossa Tumours and Cerebellar Hemorrhage. Acta Neurochir Suppl, 93, 35-7.

Rappold, E. (2001). Intentionale Ess- und Trinkstörungen. J. Enährungsmed. 3 (3). 22-25.

Rentsch, H.P., Bucher, P.O. (2006). ICF in der Rehabilitation. Idstein: Schulz-Kirchner Verlag.

Risedal, H., Zeug J., Johanson, B.B. (1999). Early training may exacerbate brain damage after focal brain ischemia in the rat. J. cerebral bloodflow and metabolism 19. 997-1003.

Robbins, J., Hamilton, J. W., Lof, G. L., & Kempster, G. B. (1992). Oropharyngeal swallowing in normal adults of different ages. Gastroenterology, 103(3), 823-829.

Robbins J., Levine, R., Wood, J., Roecker E.B., & Luschei, E. (1995). Age Effects on Lingual Pressure Generation as a Risk Factor for Dysphagia. Journal of Gerentology, Vol. 50A (5), M257-M262.

Robey, R.R. (2004). A five-phase model for clinical-outcome research. Journal of Communication Disorders 37. 401-411.

Rosenbek, J.C., Roecker, E.B., Wood, J.L. and Robbins, J. (1996). Thermal Application Reduces the Duration of Stage Transition in Dysphagia after Stroke. Dysphagia, 11 (4). 225-233.

Rosenbek, J.C., Roecker, E.B., Wood, J.L., & Robbins, J. (1996). Thermal Application Reduces the Duration of Stage Transition in Dysphagia After Stroke. Dysphagia, 11(4), 225-233.

Rosenbek, J.C., Robbins, J., Willford, W.O., Kirk, G., Schiltz, A., Sowell, T. W., Deutsch, S.E., Milanti, F.J., Ashford, J., Gramigna, G.D., Fogarty, A., Dong, K., Rau, M.T., Prescott, T.E., Lloyd, A.M., Sterkel, M.T. and Hansen, J.E. (1998). Comparing Treatment Intensities of Tactile-Thermal Application. Dysphagia, 13. 1-9.

Rosenbek, J.C., Donovan, N.J. (2006). Assessment der Behandlungsqualität und der Lebensqualität als Teil eines Repertoires der Ergebnismessung bei Erwachsenen mit erworbenen Dysphagien. In: Stanschus, S. (Hrsg.). Rehabilitation von Dysphagien. Idstein: Schulz-Kirchner Verlag.

Sanders, D.S., Carter, M. J., D'Silva, J., James, G., Bolton, R. P., & Bardhan, K. D. (2000). Survival Analysis in Percutaneous Endoscopic Gastrostomy Feeding: A Worse Outcome in Patients with Dementia. Am J Gastroenterol, 95(6), 1472-1475.

Schalch, F. (1994). Schluckstörungen und Gesichtslähmungen: Therapeutische Hilfen. München: Urban & Fischer.

Schleep, J., Franz, M., Lehmann, J. (1999). Videoendoskopische Pharyngolaryngoskopie: Untersuchungstechnik und Befundinterpretation. Neurologische Rehabilitation. 5 (3). 133-141.

Schelling, A. (2002). Videoendoskopische Beurteilung des Schluckablaufs. In: Prosiegel, M. (Hrsg.). Praxisleitfaden Dysphagie. Bad Homburg: Verlag Hygieneplan.

Schröter-Morasch, H. (1994). Anamnesebogen zur klinischen Erfassung von Schluckstörungen nach Hirnverletzungen. Dortmund: Borgmann.

Schuntermann, M.F. (2007). Einführung in die ICF: Grundkurs-Übungen-offene Fragen. München: Ecomed.

Schütz, T., Valentini, L., Herbst, B., Lochs, H., & European Society for Clinical Nutrition and Metabolism (2006). [ESPEN Guidelines on Enteral Nutrition--Summary]. Z Gastroenterol, 44(8), 683-4.

Scortino, K.F., Liss, J.M., Case, J.L, Gerritsen, K.G.M., Katz, R.C. (2003). Effects of Mechanical, Cold, Guytatory, and Combined Stimulation to the Human Anterior Faucial Pillars. Dysphagia 18. 16-26.

Seidel, S., Stanschus, S. (2009). Dysphagie-Diagnostik und Therapie. Ein Kompendium. Idstein: Schulz-Kirchner Verlag.

Shah, P. M., Sen, S., Perlmuter, L. C., & Feller, A. (2005). Survival After Percutaneous Endoscopic Gastrostomy: The Role of Dementia. J Nutr Health Aging, 9(4), 255-259.

Shaker R., Lang, I.M. (1994). Effect of Aging on the Deglutitive Oral, Pharyngeal, and Esophageal Motor Function. Dysphagia, 9, 221-228.

Shaker, R., Easterling, C., Kern, M., Nitschke, T., Massey, B., Daniels, S., et al. (2002). Rehabilitation of Swallowing by Exercise in Tube-Fed Patients with Pharyngeal Dysphagia Secondary to Abnormal UES Opening. Gastroenterology, 122(5), 1314-1321.

Shaw, D. W., Cook, I. J., Dent, J., Simula, M. E., Panagopaulus, V., Gabb, M., et al. (1990). Age influences oropharyngeal and upper esophageal sphincter function during swallowing. Gastroenterology, 98, A390.

Shawker, T. H., Sonies, B., Hall, T. E., & Baum, B. F. (1984). Ultrasound Analysis of Tongue, Hyoid, and Larynx Activity During Swallowing. Investigative Radiology, 19(2), 82-86.

Simmons, S. F., Schnelle, J. F. (2004). Individualized Feeding Assistance Care for Nursing Home Residents: Staffing Requirements to Implement Two Interventions. J Gerontol A Biol Sci Med Sci, 59(9), M966-73.

Skeat, J., Perry, A. (2005). Outcome Measurement in Dysphagia: Not So Hard to Swallow. Dysphagia. 20. 113-122.

Smith, C. H., Logemann, J. A., Burghardt, W. R., Zecker, S. G., Rademaker, A. W. (2006). Oral and oropharyngeal perceptions of fluid viscosity across the age span. Dysphagia, 21(4), 209-17.

Smithard, D. G., O'Neill, P. A., Park, C., England, R., Renwick, D. S., Wyatt, R., et al. (1998). Can Bedside Assessment Reliably Exclude Aspiration Following Acute Stroke? Age Ageing, 27(2), 99-106.

Sonies, B., Parent, L. J., Morrish, K., & Baum, B. J. (1988). Durational aspects of the oral-pharyngeal phase of swallowing in normal adults. Dysphagia, 3(1), 1-10.

Speyer, R., Baijens, L. Heijnen, M. (2010). Effects of Therapy in Oropharyngeal Dysphagia by Speech and Language Therapists: A Systematic Review. Dysphagia, 25(1), 40-65.

Splaingard, M. L., Hutchins, B., Sulton, L. D., & Chaudhuri, G. (1988). Aspiration in Rehabilitation Patients: Videoflouroscopy Versus Bedside Clinical Assessment. Arch Phys Med Rehabil, 69, 637-640.

Sreedharan, A., Harris, K., Crellin, A., Forman, D., & Everett, S. M. (2009). Interventions for Dysphagia in Oesophageal Cancer. Cochrane Database Syst Rev, (4), CD005048.

Stanschus, S. (2002). Videofluoroskopie in der Untersuchung von oropharyngealen Dysphagien: Zur Methode des sprachtherapeutischen Aufgabenteiles. In: Stanschus, S. (Hrsg.). Methoden in der klinischen Dysphagiologie. Idstein: Schulz-Kirchner Verlag.

Tittmann, D., Kleber, E. (2000). Entwöhnung von der Trachealkanüle. In: Lipp., B., Schlaegel, W., Nielsen, K., Streubelt, M. (Hrsg.). Gefangen im eigenen Körper. Lösungswege. Villingen-Schwenningen: Neckar-Verlag.

Tittmann, D. (2001). F.O.T.T.® – Ein interdisziplinärer Ansatz. Fachzeitschrift Not, 2.

Tracy, J. F., Logemann, J., Kahrilas, P. J., Jacob, P., Kobara, M., Krugler, C. (1989). Preliminary observations on the effects of age on oropharyngeal deglutition. Dysphagia, 4, 90-94.

van den Engel-Hoek, L. (2008). Fütterstörungen: Ein Ratgeber für Ess- und Trinkprobleme bei Kleinkindern. Idstein: Schulz-Kirchner Verlag.

Volkert, D., Berner, Y. N., Berry, E., Cederholm, T., Coti Bertrand, P., Milne, A., et al. (2006). ESPEN Guidelines on Enteral Nutrition: Geriatrics. Clin Nutr, 25(2), 330-60.

Vorderwülbecke, N. (2006). Erschwernisse in der Kommunikation mit alternden Menschen im Rahmen einer Demenz. Fulda: Signum.

Warms, T., Richards, J. (2000). "Wet Voice" As a Predictor of Penetration and Aspiration in Oropharyngeal Dysphagia. Dysphagia, 15(2), 84-88.

Waters, T. M., Logemann, J. A., Pauloski, B. R., Rademaker, A. W., Lazarus, C. L., Newman, L. A., et al. (2004). Beyond Efficacy and Effectiveness: Conducting Economic Analyses During Clinical Trials. Dysphagia, 19(2), 109-19.

Welch, M. V., Logemann, J. A., Rademaker, A. W., & Kahrilas, P. J. (1993). Changes in Pharyngeal Dimensions Effected by Chin Tuck. Arch Phys Med Rehabil, 74(2), 178-181.

Wirth, R., Volkert, D., Bauer, J.M., Schulz, R.J., Borchelt, M., Fleischhauer, C., Steinhagen-Thiessen, E., Sieber, C.C. (2007). PEG-Sondenanlagen in der Deutschen Akutgeriatrie. Eine retrospektive Datenbank-Analyse. Z Gerontol Geriat 40. 21-30.

Wuttke-Hannig, A., Hannig, C. (2002). Radiologische Untersuchung des Schluckens – Videofluoroskopie. In: Prosiegel, M. (Hrsg.). Praxisleitfaden Dysphagie. Bad Homburg: Verlag Hygieneplan.

Xie, Y., Wang, L., He, J., & Wu, T. (2008). Acupuncture for Dysphagia in Acute Stroke. Cochrane Database Syst Rev, (3), CD006076.

Yossem, F. L. (1999). Funktionelle Behandlung von Ess- und Schluckstörungen. München: Urban & Fischer Verlag.

Zalar, A. E., Guédon, C., Piskorz, E. L., Sánchez Basso, A., & Ducrotté, P. (2004). [Percutaneous Endoscopic Gastrostomy in Patients with Neurological Diseases. Results of a Prospective Multicenter and International Study]. Acta Gastroenterol Latinoam, 34(3), 127-32.

Ziegler, W. (2003). Zur Autonomie Sprechmotorischer Kontrollfunktion. Forum Logopädie, 2(17), 6-13.

Zillekens, S. (2007). Fragebogenstudie zur Dysphagiebefundung in Deutschland: ein Pilotprojekt. Unveröffentlichte Bachelorarbeit. Hochschule Fresenius. FB Gesundheit. Logopädie Bachelor.

STICHWORTREGISTER

A

Aktivität **36 ff., 60 ff.,** 101 ff., 108, 119
Alltag 23, **40 ff.,** 46, 60, 73, 78, **84 ff.,** 90 ff., 97 ff.
Anamnese **38 ff.,** 60, 65, **108 ff.,** 111, **119, 126 ff.**
Anatomie **14,** 18, 28 ff.
– des Schluckens **14,** 18,
– des Schluckens bei Kindern 28 ff.
– Neuroanatomie 14, **18**
Angehörige **39 ff.**, 72, 80 ff., 89 ff., 101 ff., **104,** 124, 129, **131 ff.,** 136
Anzeichen **40 ff.,** 116, 119, 125, 136
Apraxie 46, 125 ff., 135
Aspiration **43 ff.,** 48 ff., 72, 89, 98 ff., 107 ff., 125, 129 ff., 136
Aspirationsarten 52, 54
Aspirationspneumonie 43
Aspirationsprophylaxe **83 f.**
Aspirationszeichen **43 ff.**, 51, 136
Atmung **22 f.,** 29, 54, 82 ff., 106
Atemreflex 29
Atemstörung 54, 106
Auskultation, zervikale 57 f., 109

B

Befunderhebung, Vorgehen bei **38 f.,** 42, 45 ff.
Behinderung 41, 60, 79, 106 f.
Beißreflex 32, 47, 107
Beschwerde, subjektive **38 f.,** 64, 117, 127, 134
Bewegungsübung 120
Beweis-Level 94 ff., 98
Biofeedback 78
Body-Mass-Index 127
Bogenhausener Dysphagiescore 66 f.
Bolus 18, **24 ff.,** 33f, 43, 52 ff., 80, 100, 118 ff., 126
Breikost 48, 65 f., 105
Bronchoskopie 59

C

Chin-Down-Manöver 98, 100
Cochrane 93 f., 98
Computertomografie 56

D

Demenz 64, 100, 124 f., 129 ff.
Diagnostik 24, **42 ff.,** 49, 56, 65, 72, 102, 108 ff., 116, 119, 126 f., 133

Diagnostikbögen 110 f.
Dokumentation 48, 52, 101, 136
Dysfunktion 106, 110, 119
Dysphagie **11 f.,** 14, 24, 38, 42, 45 f., 49, 53 f., 59 f., 63, 66, 72 f., 83, 86, 93 f., 97 f., 101, 104 ff., 113, 118, 124 f.
Dysphagiekost 48, 65 f., 105
Dysphagiemanagement 71, 73, 98, 100, 129

E

Effektivität 51, 69, 91, 93, **98 ff.**
Effizienz 99
Effortful Swallow 100
Elektromyografie 58
Elevation 15, 43, 78
enteral 73
Entwicklungsverzögerung 104
Ernährung 133, 136
Ernährungsstatus 101, 124, 131, 133, 136
Ernährungszustand 40, 96, 100, 102, 127, 131 f.
Essstörung 136
Essen, therapeutisches 85, 133
Essverhalten 105, 113, 118, 122
Evidenzstufen 94, 97

F

Faktoren, personenbezogene 61
Fazilitation 113, 115
Fazio-orale-Trakt-Therapie (F.O.T.T.®) 71, 75, **81 ff.**
Fehlernährung 125 f., 129
Führen 85, 121
Funktion 39, 118
Funktionelle Dysphagietherapie (FDT) **74 f.,** 79, 101

G

gastral 73
Gaumenplatte 112f
Glottis 26, 31, 54
Großhirn 42, 87
Grundstimulation 65, **84 ff.**
Gruppentherapie 89

H

Haltung 27, 41, 72, 82, 84, 114
Hemmung 114
Hirnnerven 14, **16 ff.,** 32, 42

Hirnnervenkerne 16 ff.
Hirnstamm **16 ff.,** 42, 87
Hustenreflex 29, 44, 47, 52, 54, 65

I

Intensität 32, 87, 96

J

jejunal 73

K

Kauen 35, 40 f., 62, 87, 108, 121, 125
Kehlkopf 26 f., 72
Kommunikation, nonverbale 64 ff., 82 ff.
Kompensation 74, 77
Kontextfaktoren 39 f., 60, 64, 66, 71, 119, 124
Kontrastmittel 52 f., 55
Kontrolle, sensomotorische 22
Kontrollgruppe 89, 95, 97, 100, 113 f.
Koordination 30, 32, 55, 72, 77, 106, 108
Körperfunktion **60 ff.,** 66, 120
Körperstruktur 39, **60 f.,** 118

L

Lateralisation 119
Leaking 107
Lebensqualität 69, 96, 104, 131, 134
Lippen 15, 25, 32, 46, 61, 83, 105, 112 ff., 120 f.
Logopädische Diagnose 39, 60, 66, 135

M

Magnetresonanztomografie 56
Mahlzeit 40, 73, 82, 109, 119, 133
Manometrie 55 f.
Masseterreflex 47
Mendelsohn-Manöver 72, **78,** 99 f.
Mobilisation 77
Modus 57
Mund
– hygiene 82
– motorik 113
– pflege 83, 85, 136
– schluss **65 f.,** 107, 114, **119 ff.**
– und Esstherapie 74, 114
Muskel 59

Muskelkraft 62, 77
Muskeltonus 50, 62, 76

N

Nahrungsmittel 35, **63 f.,** 117, 136
Nasensonde 98, 131, 133

O

Orale Phase 24, **32 f.,** 107, 126
Orale Transportphase 25
Orale Vorbereitungsphase 24, 33
Orofaziale Regulationstherapie 74, 87, 111 f.
Orofaziale Strukturen 119
Orofaziale Therapie 74
Ösophageale Phase 24, 27 f., 33, 66
Ösophaguskopie 59
Outcome 93, 101, 103

P

Palatalreflex 47
Partizipation 39, **60 ff.,** 66, 119
PEG 64, 98, **131 ff.**
Penetration 44 f., 50 f. , 54, 65, 107, 125
Peristaltik **26 f.,** 54, 79
perkutan 73
Pflege 39 f., 66, 88, 134
Pharyngeale Phase 24, 26, 28, 33, 107
Pharynx 14, 25 f., **29 f.,** 32 ff., 55 f.
Phonation 50
Placebo 95, 97
Prognose 49, 71

R

Rachen 26, 33, 41, 46, 50, 107, 126
randomisiert 94
RCT 94, 99 f.
Resektion 79
Retention 50
Rooting-Reflex 47
Ruhebeobachtung 46 f., 109
Ruhetonus 35, 55

S

Saugpumpenstoß 26 f.
Schlucken im Alter 34

Schlucken, kindliches 28
Schlucken, physiologisches 76
Schluckreflex **25 ff.,** 33, 47, 65 f., 80, 88, 135
Schluckstörung 11, **22 ff.,** 41 f., 47 f., 60, 63, 75, 79, 90, 100, 124, 126, 131 f.
Schlucktechnik 78, 91
Schluckzentren 14, **16 ff.,** 36
Schweregrad 42, 54
Screening 43 f.
Sekret 50
Sensibilität **34 ff.,** 45 f., 48, 51, 112
Shaker-Manöver 99
SMART 91 f.
Sonden **73,** 98, 134 ff.
Sonografie 56
Sphinkter 33
Stimmlippen 27, **31,** 50, 57, 61
Stimulation 32 f., 65, 72, 74, 76, 81, **83 ff., 87 ff.,** 112 f.
Störungen, myofunktionelle 105, 110
Supraglottisches Schlucken 72, 78, 98
Symptome 38, **41 ff.,** 48, 60, 100, 104, **107, 124 f.**
Szintigrafie 56

T

Team 46, 72 f., 86, 107, 120, 127, 129
Teilhabe 60 f., 63 f., 68, 101, 104
Therapie 23 f., 38, 43, 45, 46, 60, 66, **71 f., 74 ff.,** 81 f., 84, 88 ff., 94 ff., 98, 100 f., 112 f., 115 f., 118, 120 ff., 132, 134 ff.
Therapiekonzepte **71,** 111
Therapieplanung 46, 49, 71, **89,** 92, 109

U

Umweltfaktoren **60 f.,** 64, 96
Untersuchung, allgemeine 46
Ursachen
– anatomische 105
– medizinische 105
– neurologische **42,** 106, 119
– psychologische 42
– strukturelle 42

V

Velum 25
Videoendoskopie **49 f.,** 55
Videofluoroskopie 44, 49, **52, 54 f.,** 72, 99, 108 f.

W

Wachheit 65 f., 68
Wangen **15,** 25, 29, 32, 46, 48
Wirkung 86, **93 ff., 98 f.,** 102
Würgereflex 32, 44, 47, 65, 107, 119

Z

Zahnstatus 35 f.
Zunge **15,** 25 f., 29, 32 f., 46, 48, 57, 80, 106, 110, 112, 114, 116, 119 f.

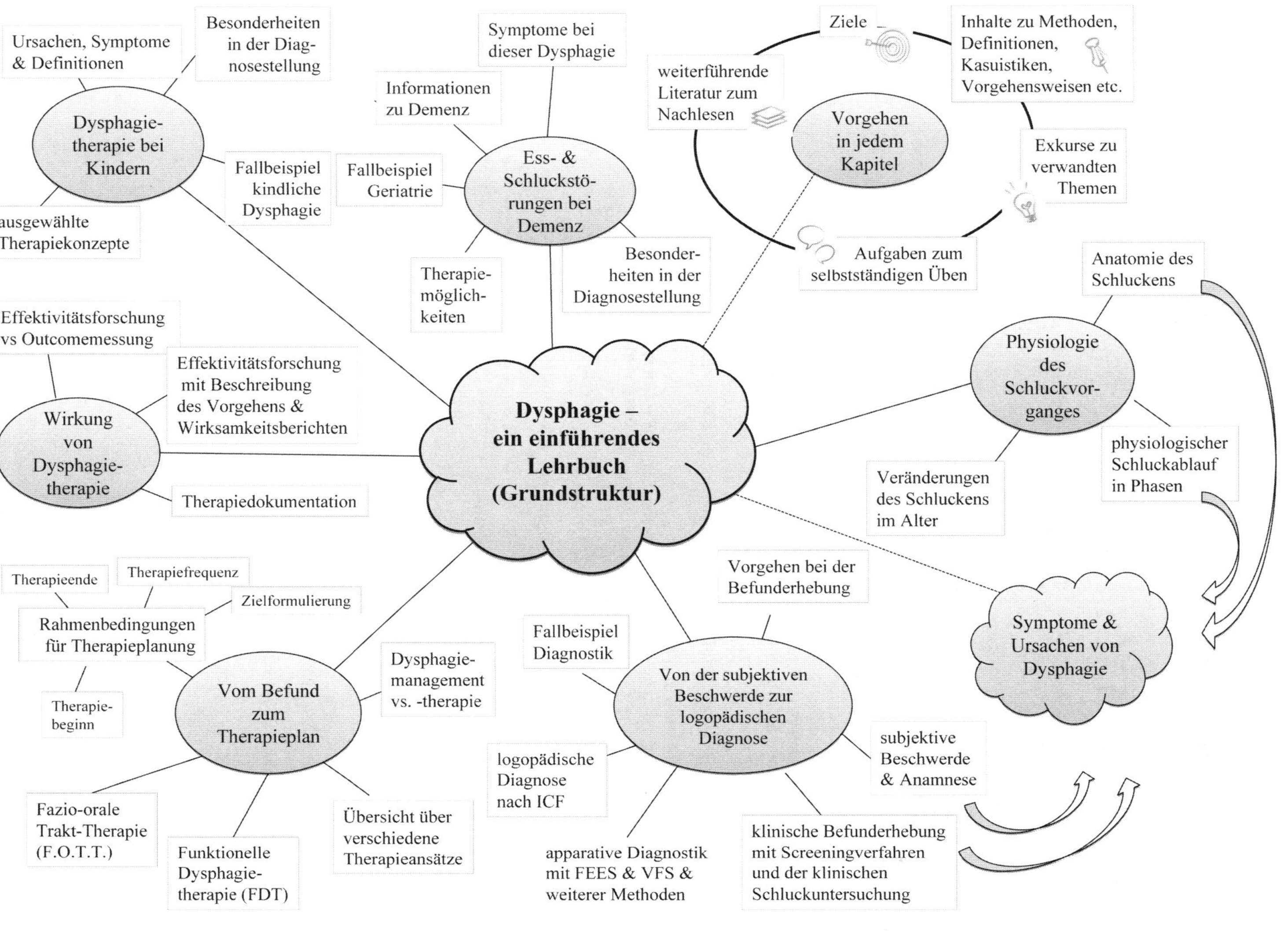

Dysphagie – ein einführendes Lehrbuch (Grundstruktur)
Dysphagietherapie bei Kindern
Ursachen, Symptome & Definitionen
Besonderheiten in der Diagnosestellung
Fallbeispiel kindliche Dysphagie
ausgewählte Therapiekonzepte
Ess- & Schluckstörungen bei Demenz
Symptome bei dieser Dysphagie
Informationen zu Demenz
Fallbeispiel Geriatrie
Therapiemöglichkeiten
Besonderheiten in der Diagnosestellung
Vorgehen in jedem Kapitel
Ziele
Inhalte zu Methoden, Definitionen, Kasuistiken, Vorgehensweisen etc.
weiterführende Literatur zum Nachlesen
Exkurse zu verwandten Themen
Aufgaben zum selbstständigen Üben
Physiologie des Schluckvorganges
Anatomie des Schluckens
physiologischer Schluckablauf in Phasen
Veränderungen des Schluckens im Alter
Wirkung von Dysphagietherapie
Effektivitätsforschung vs Outcomemessung
Effektivitätsforschung mit Beschreibung des Vorgehens & Wirksamkeitsberichten
Therapiedokumentation
Symptome & Ursachen von Dysphagie
Vom Befund zum Therapieplan
Therapieende
Therapiefrequenz
Zielformulierung
Rahmenbedingungen für Therapieplanung
Therapiebeginn
Dysphagiemanagement vs. -therapie
Fazio-orale Trakt-Therapie (F.O.T.T.)
Funktionelle Dysphagietherapie (FDT)
Übersicht über verschiedene Therapieansätze
Von der subjektiven Beschwerde zur logopädischen Diagnose
Vorgehen bei der Befunderhebung
Fallbeispiel Diagnostik
logopädische Diagnose nach ICF
subjektive Beschwerde & Anamnese
apparative Diagnostik mit FEES & VFS & weiterer Methoden
klinische Befunderhebung mit Screeningverfahren und der klinischen Schluckuntersuchung